パーフェクト・スマイル

Perfect Smile

審美歯科

あなたも魅力的な笑顔を手にいれて、
素敵な人生にしませんか？

Masashi Sonobe
園延昌志
Taeko Sonobe
園延妙子

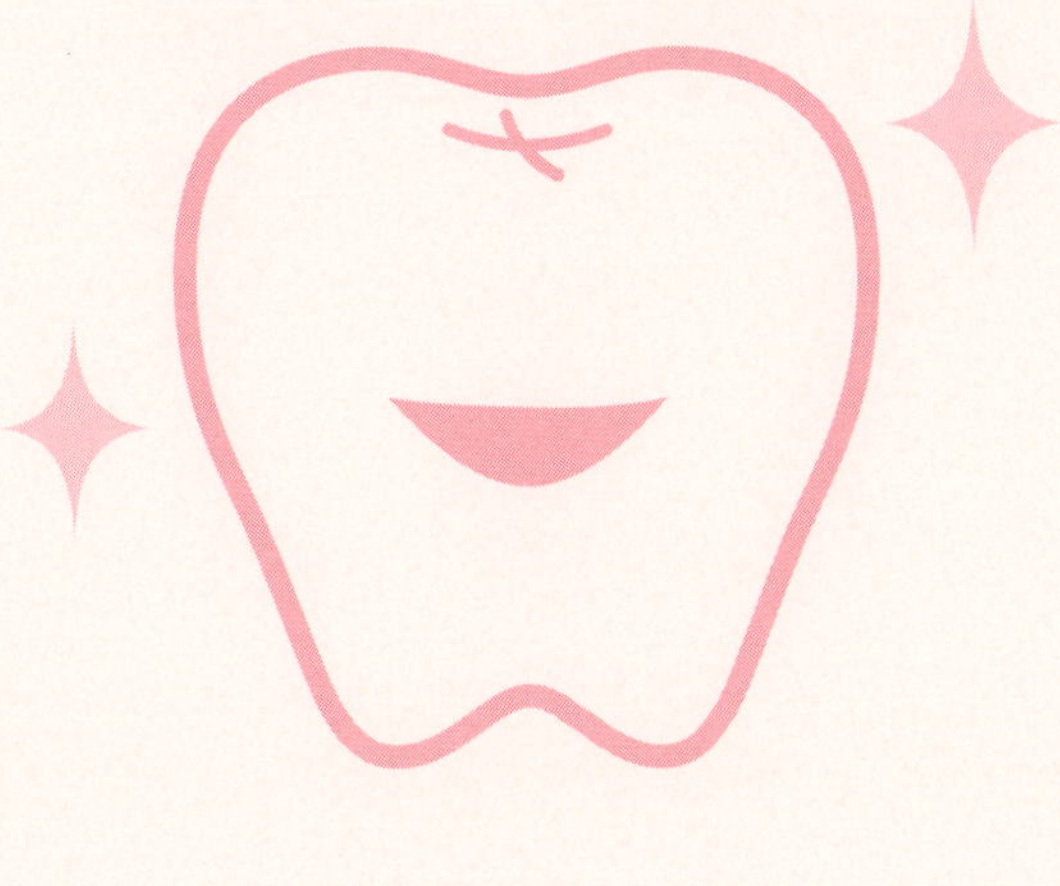

牧野出版

パーフェクト・スマイル

審美歯科

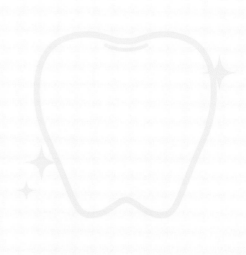

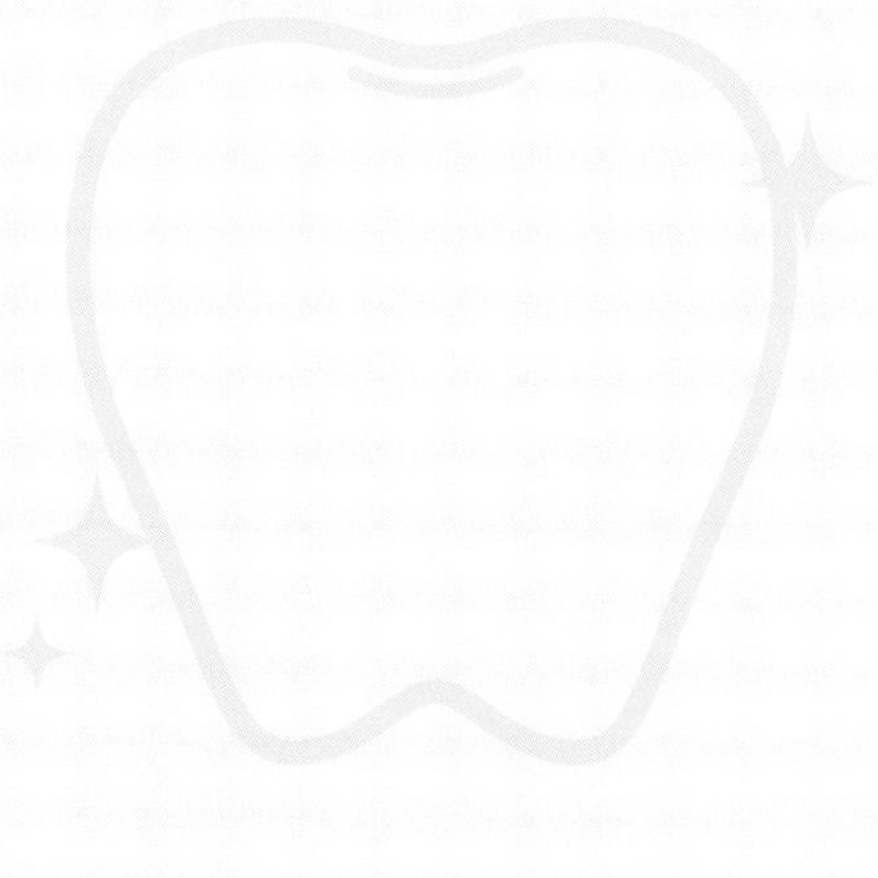

はじめに――人前で笑えなかった私が思い切り笑えるようになった！

美容整形と聞くと、拒否反応を示す人がいるかもしれません。

しかし、口元のいろいろな悩みを、最先端の審美歯科の技術を使って解決する、というと、意外に抵抗がなく、「私もやってみたい」と感じる方が多いようです。

それは、口元にコンプレックスを持っている方が多いというだけではなく、審美歯科での施術は、美容外科での手術のように「いかにも美容のために整形手術をした」という印象を周りの人に与えないからかもしれません。

最近は新しい技術もどんどん開発され、昔よりも安全に、しかも短期間で、口元の印象を格段にアップさせる治療を行うことが可能になりました。私のクリニックには、それこそ全国から大勢の方が、自分の口元の悩みを解消しよう、さらには自分の理想の笑顔を手に入れようとやってきます。

審美歯科にやってくる患者さんの悩みは、大きく分けて、3種類あります。

①歯についての悩み

②歯茎（歯肉）についての悩み

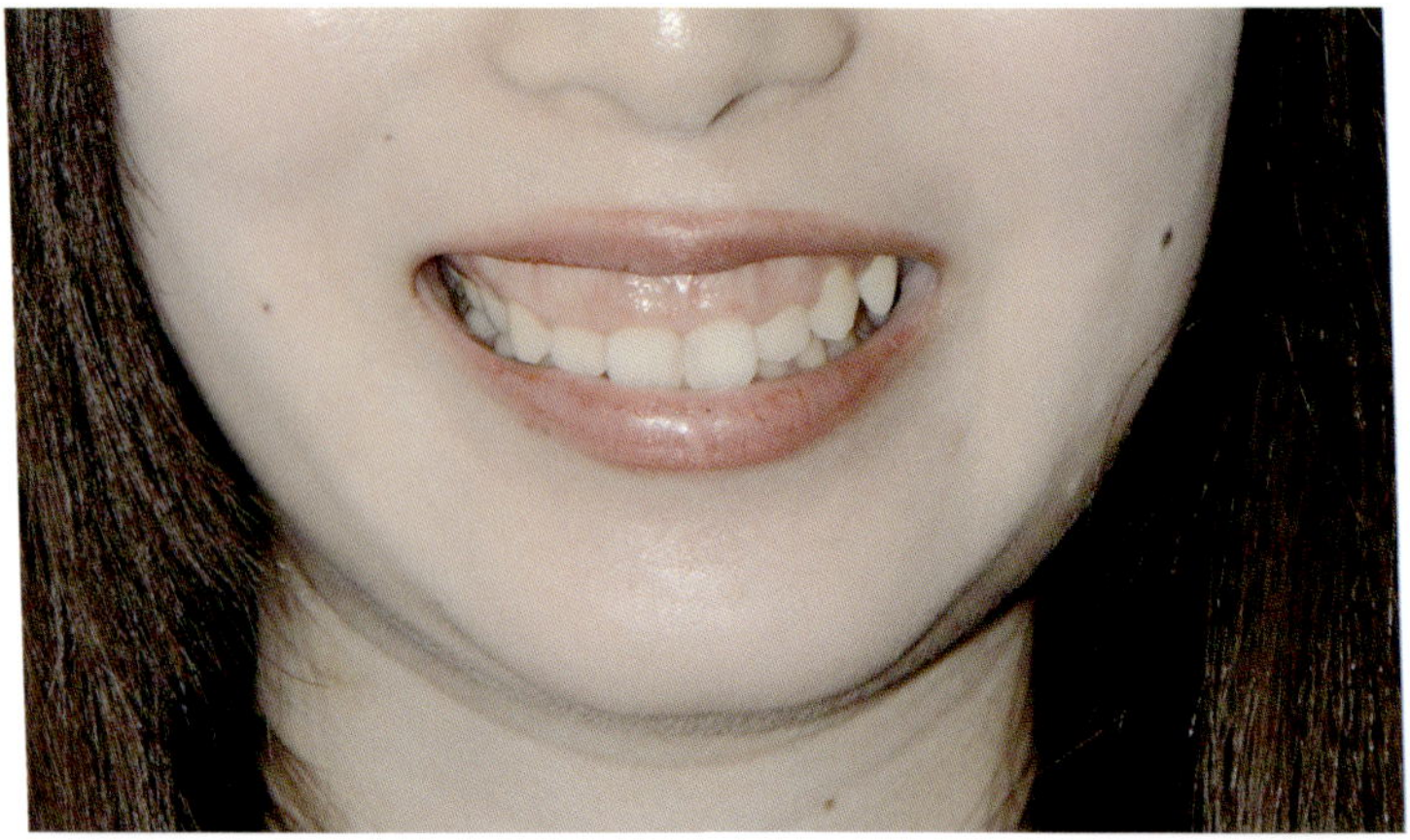
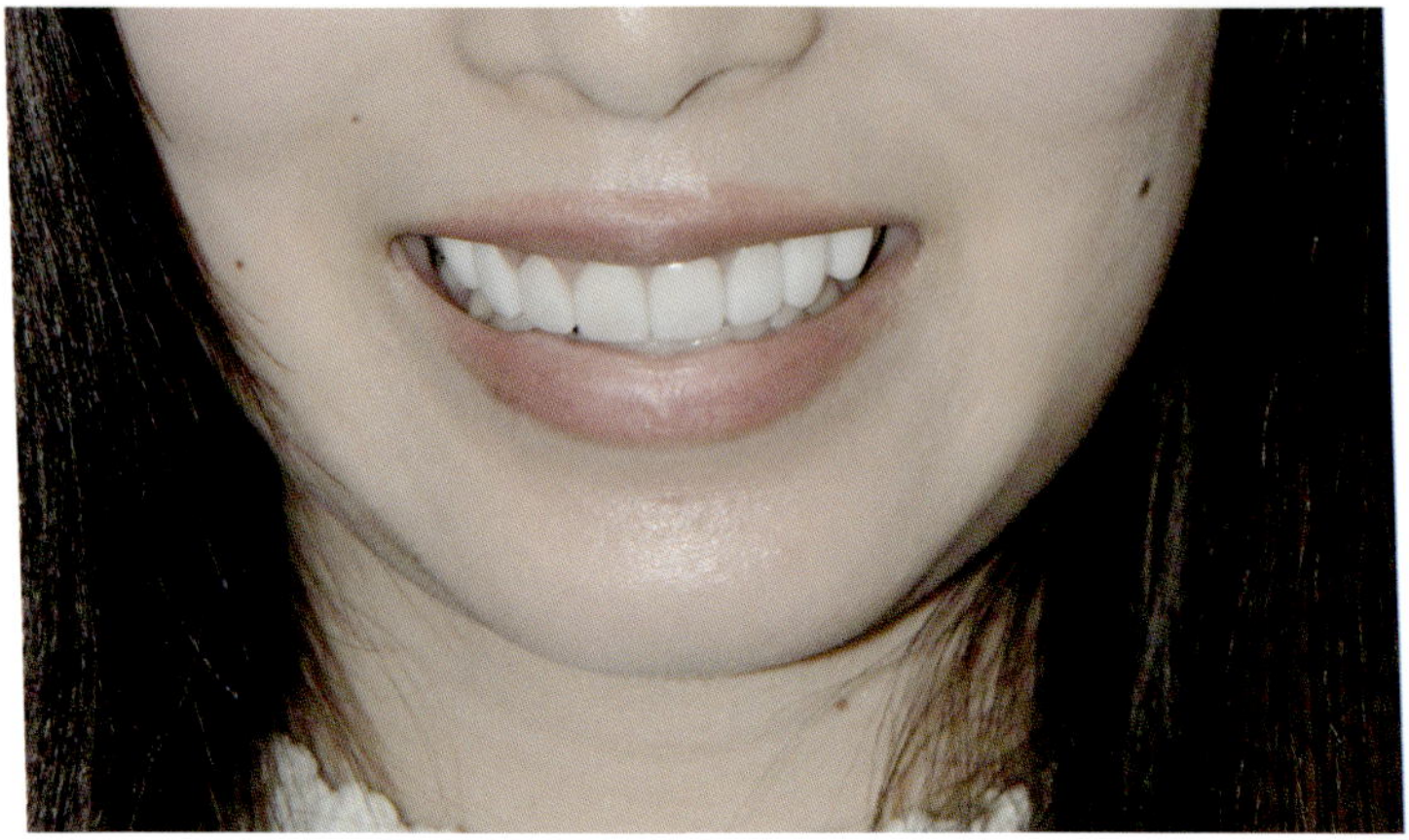

③唇についての悩み

みなさん、この3つのうちのどれかについての悩みを抱えていらっしゃいます。たとえば、①の歯の悩みであれば、「色を白くしたい」、「歯並びを良くしたい」、「形をきれいに整えたい」などです。

これまでは、歯並びの矯正というと、何年も針金状の器具を巻き付けて治療するしかありませんでしたが、今ではセラミックを利用して、短期間で歯並びを揃える治療も可能となりました。

私が得意とするのは②の歯茎の悩みで、まだ日本では症例の少ないガミースマイル（笑うと歯茎が見えてしまう笑い方）を最先端の技術で治します。

前のページに2枚の写真を掲載しています。見ていただくと分かるように、治療前の上の写真では、口を開けて笑った時、歯茎が剥き出しの状態になっています。こうしたコンプレックスを持っていて、人前で思い切り笑うことができず、いつも伏し目がちにして口元をできるだけ見せないようにしている、という方は、意外に多いのです。そのような状態では、周囲の目を気にして自分らしく振る舞えないだけでなく、相手と面と向かって笑顔で話すことができないせいで、相手からずいぶんと誤解される恐れもあります。

しかし、今までは不可能と言われていたこのガミースマイルの治療法が、今は確立されています。治療方法は一つではありませんので、詳しくは本書の中で解説していきますが、とにかくガミースマイルというのは、今は治すことができるものなのです。

まだまだ一般の方には知られていない最先端技術ですが、私が今、最も力を入れて取り組んでいるのが、このガミースマイル治療です。一般的な歯や歯茎、唇の悩みを解消するのはもちろんですが、このガミースマイルの治療を、これからもっと普及させたいと思っています。

私のクリニックのコンセプトは、「ラストトリートメント」。これは、当院で施術する治療が最後になるようにという意味です。そのために、安全で審美性も高く、長持ちする治療を提供するよう心がけています。

歯科医療とは本来、「悪くなった部分だけ治療して、はい終わり」というものではありません。

たとえば、患者さんのお口の状態を見れば、将来問題が起きそうな歯や、これからなくなってしまう危険のある歯、さらには全身疾患のリスクが分かります。ならば今、問題が起こる前に、どんな治療をしておけば患者さんの歯を守ることができるか、私はいつもそれを考えて患者さんと向き合っています。虫歯菌や歯周病菌を検査し、それらを定期的に除菌し、善玉菌を増やしていけば、生涯歯を1本も失わずに生きることが、理論上は可能なのです。
そして私は、そのように自分自身の歯を守った先に、さらに重要な目的、審美歯科の役割があると考えています。それは、健康で白い歯、美しい口元を作り出し、患者さんが美味しく食事をとって、笑顔に自信を持って毎日を過ごせるようにすることです。
私は、より良い人生を送るために、お口の健康や審美性を提供するのが、理想の歯科医療だと信じています。

前置きはこのくらいにして、ここからはあなたが悩んでいる口元の悩みを解消する最先端技術を、実際の症例を交えつつご紹介していきます。これらの情報を知ることで、あなたの人生に新たな希望が生まれることは間違いありません。

Change your smile,Change your life.

2017年3月

園延昌志・妙子

CHAPTER Ⅲ

歯茎の悩みはこれですべて解消! [治療編 (ガミースマイルは除く)]

CHAPTER Ⅳ

ガミースマイルはこれですべて解消！［治療編（歯茎・唇の悩みも含む）］

CHAPTER Ⅴ

あなたの笑顔をもっと美しくする ぜひとも実践してほしい毎日のケア

CHAPTER 1

あなたの口元の悩みを完全チェック！

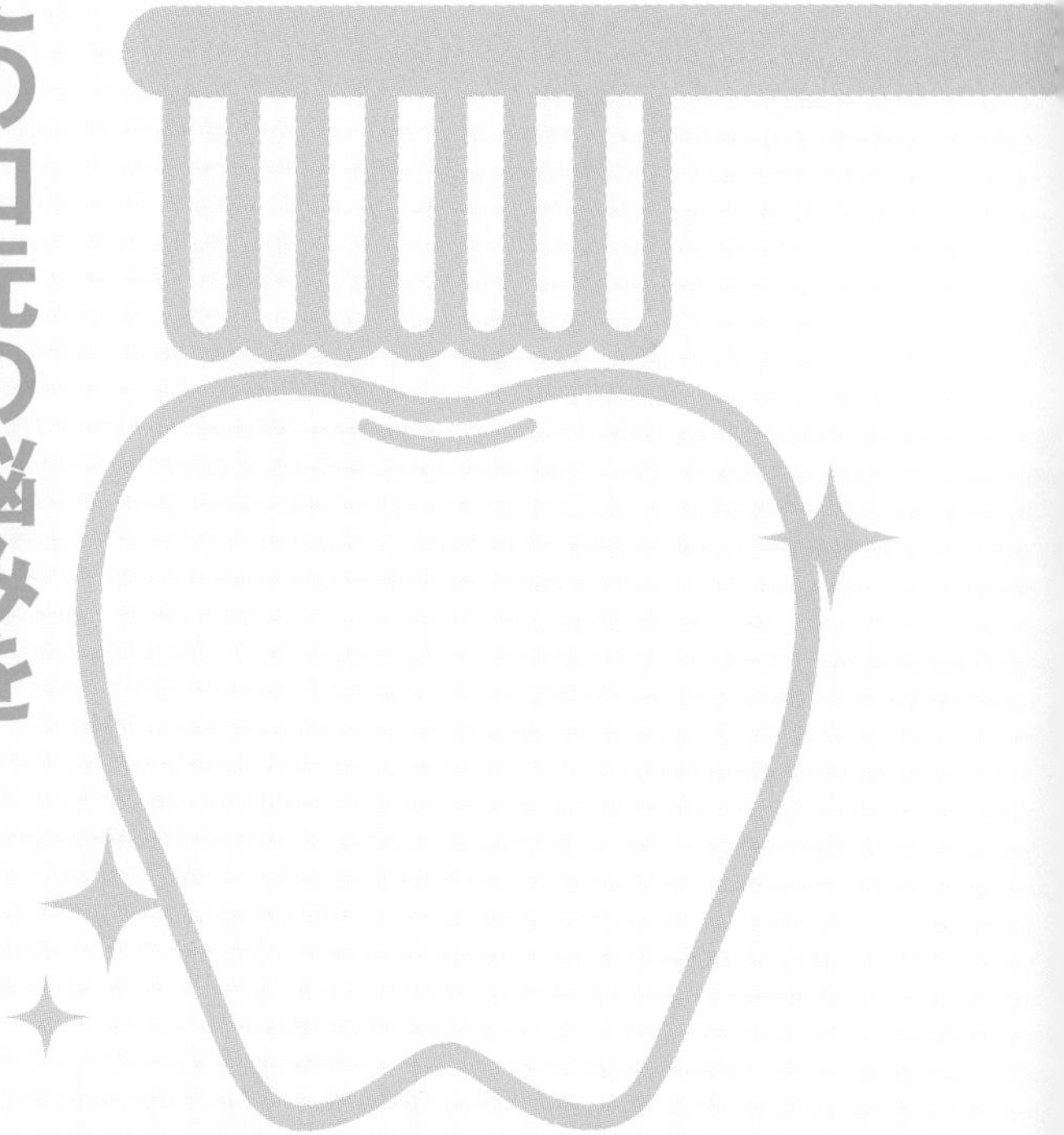

審美歯科医が基準にするパーフェクト・スマイルとは？

初めに、どのような口元が美しく見えるのか、私たち審美歯科医が基準にしているいくつかの項目をみなさんにご紹介したいと思います。悩みを抱えている患者さんを診察するときには、この基準を参考にしてどのような治療をすればいいかを決めています。もちろん、完璧なスマイルにするのは大変ですが、それでもこのような基準を設けてできるだけ完璧なスマイルになるように治療・矯正をしていきます。

美しい笑顔の要素にはいくつかありますが、やはり口元がきれいで爽やかな人は誰にでも心地良い印象を与えるものです。その基準となるものを覚えておきましょう。具体的には、「ガラスのような透明感がある」「歯の先がリップに触れるか触れないかの状態である」「歯のラインがリップのカーブと合っている」「歯茎が見えすぎない」「黒い隙間がない」「前歯の中心が顔の正中に合っている」「歯の形が良い」などです。詳しくは次ページの図をご参照ください。

審美歯科医が基準にする、パーフェクト・スマイル

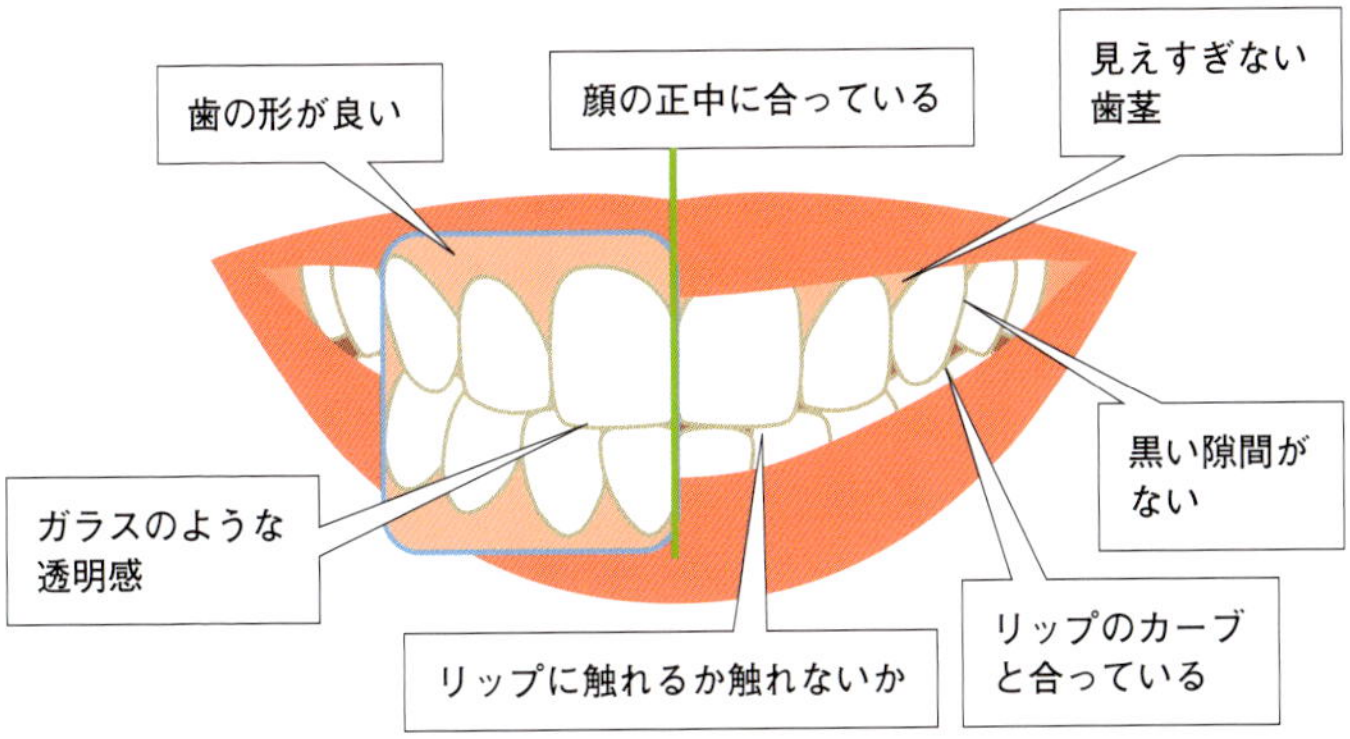

次に、個々のチェック項目について見てみます。最初は歯の色です。何と言っても、笑顔に欠かせないのはきれいな白い歯ですね。黄ばんでいたり、黒ずんでいたりしてはいくら自分では爽やかに笑っているつもりでも、せっかくの笑顔が台無しになってしまいます。

最近ではようやくきれいな白い色の歯に注目が集まるようになり、芸能人だけではなく、一般の女性やビジネスマンの方なども歯の色を白くしてほしいと来院するようになりました。

アメリカなどではエリート・ビジネスマンが歯を白くしている＝ホワイトニングをしているのはもはや当たり前

のことです。日本でも、いずれこのような時代がやってくるのではないのでしょうか。日本人の平均色はやや黄色味がかっていますが、実際にはもっと白い色にしないときれいな白さは実感できません。特に、人から「歯がきれいだね」と言ってもらえるほどの白さは、日本人の平均的な歯の色とはかなり離れています。

歯を白くするホワイトニングは、今は簡単にできるようになりましたので、悩んでいる方は迷わず実行されることをお薦めします。

次は、歯並びについて考えてみましょう。やはりみなさんはこれがいちばん気になるのではないでしょうか。

きれいに揃っている歯並びほど美しいものはありません。基準となっている項目が6つあります

歯の色のチェック項目

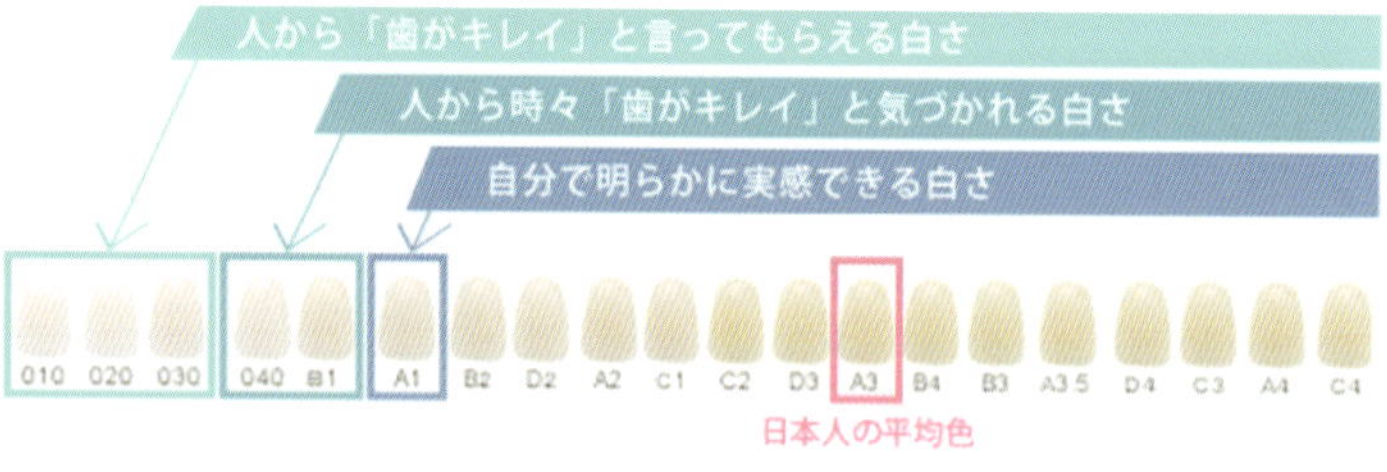

ので、17・18ページに掲載している図を参考に、1つずつチェックしていきましょう。

①顔と正中が合っているか

歯並びの正中（真ん中）が顔の真ん中と合っているか。できるだけ揃っているほうがきれいに見えます。

歯並びのライン

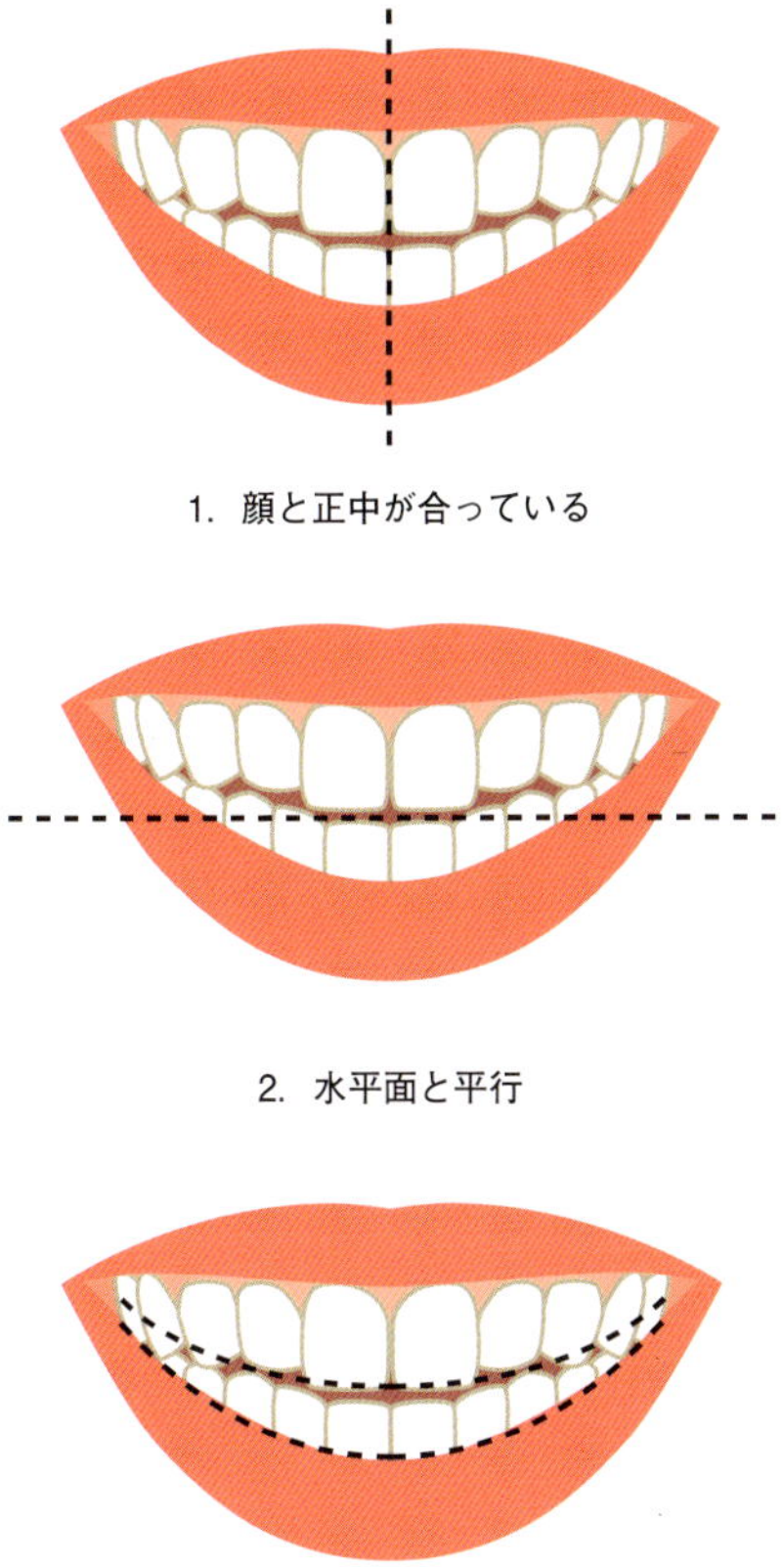

1. 顔と正中が合っている

2. 水平面と平行

3. スマイルラインが下唇と平行

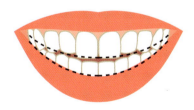

歯並びのライン

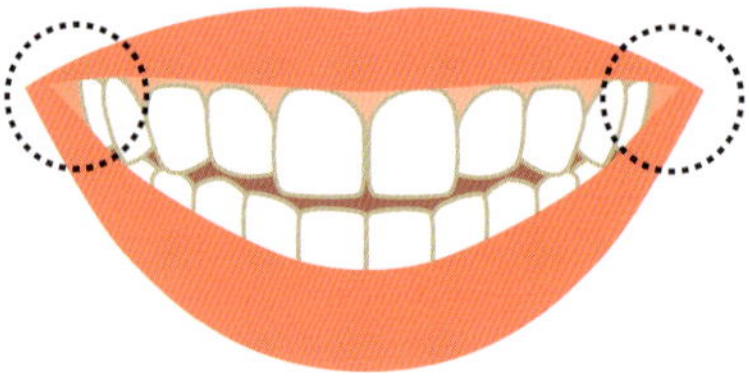

4. 口角部に大きな隙間がない

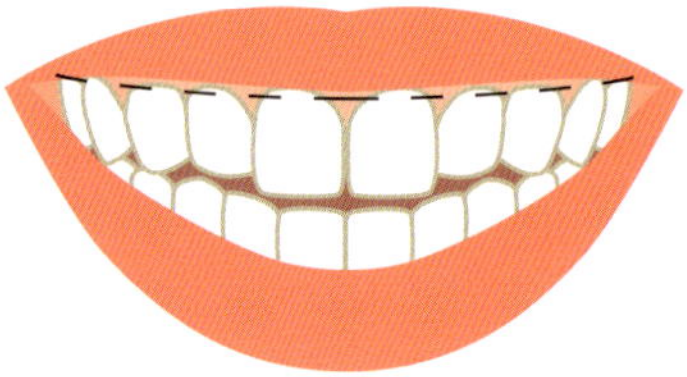

5. 歯茎が見えすぎてない

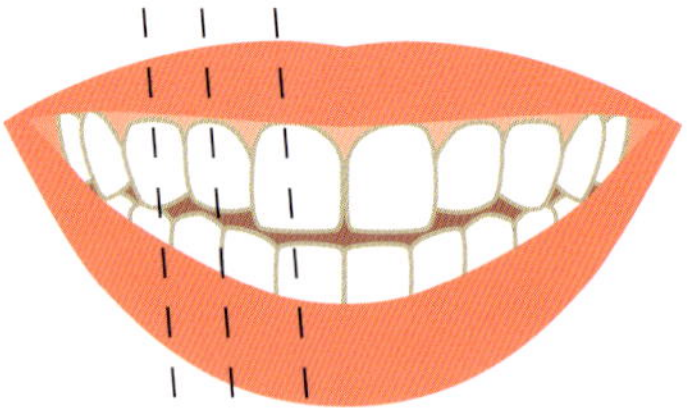

6. 歯軸が扇形

②水平面と平行か

上の歯と下の歯が水平面に平行になっているかを確認します。点線の部分を確認してください。

③スマイルラインが下唇と平行になっているか

これも下の歯と下唇の上のラインの点線が平行になっているかを見ます。

④口角部に大きな隙間がないか

口角部の隙間の影響

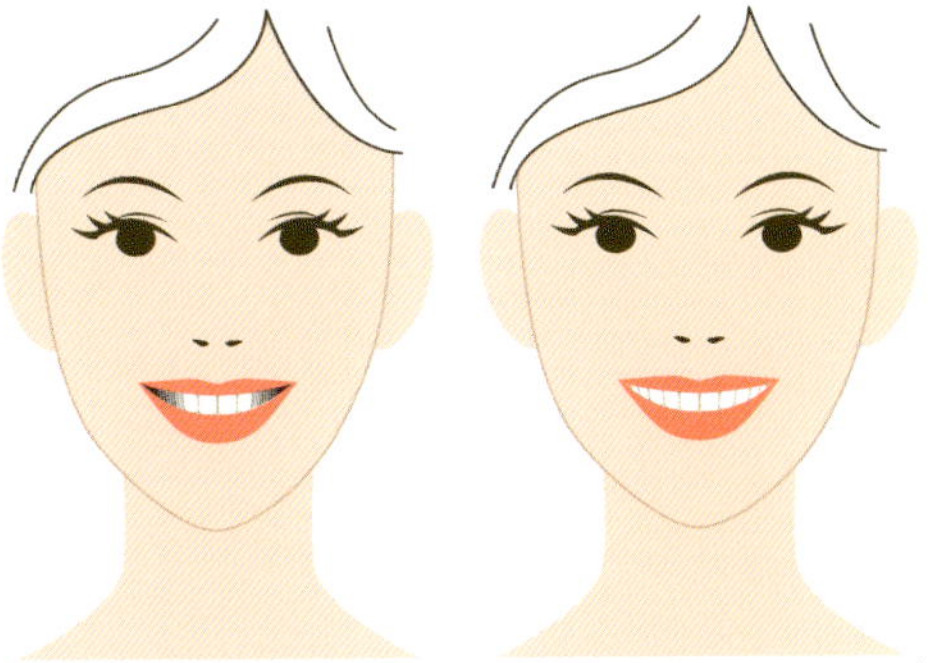
影の影響で暗い感じ
ネガティブなスペース
笑顔全体が明るいイメージ
レフ板効果

口角部（口の端の部分）に大きな隙間がないかどうかを確認します。隙間がないほうがきれいに見え、この場所に隙間があると暗くなってイメージが悪くなります。

歯を抜いた後にそのままにしているか、うまく処理をしていないと隙間ができてしまいます。

⑤歯茎が見えすぎていないか

特に上唇の歯茎が見えすぎるといわゆるガミースマイルになってしまいます。ただ最先端の技術でそれも治すことができます。

⑥歯の軸が扇形になっているか

これも写真の点線を見ていただいたほうがわかりやすいと思います。上の歯の中心軸から下の歯に向かって点線を下ろしたとき、その形が外側に向かって扇形になっているほうがきれいに見えます。

以上が歯並びのチェックをするときの項目です。これに従って歯並びの治療・矯正をしていきます。

また先ほどのチェックの4番目の口角部の隙間に関して、19ページに参考画を載せておきました。思ったよりも暗い印象になるのがおわかりになると思います。

歯の形にも個性がある

みなさんは歯の形にも個性があることをご存知でしょうか。

普段はほとんど歯の形を気にすることはありませんが、その形によって相手に与える印象が違ってきます。

審美歯科医はあらゆる形の歯に対応した治療ができるように、チェック項目を設けています。

一本の歯だけ見比べると大差ないように思えても、歯並びとなってみると、意外にその歯の個性が強く感じられるものです。

もちろんそこまで気にしない方も多いでしょうが、ご自分の歯がどのような個性を持つ歯なのか、知っておくと良いと思います。

基本はつぎの3種類で、最も理想的なのは卵型だと言われています

この3種類が歯の形として見たときの基本形になります。

では、形が違う歯が揃った歯並びになるとどのような印象になるか、その印象

❶ スクエア（四角型）

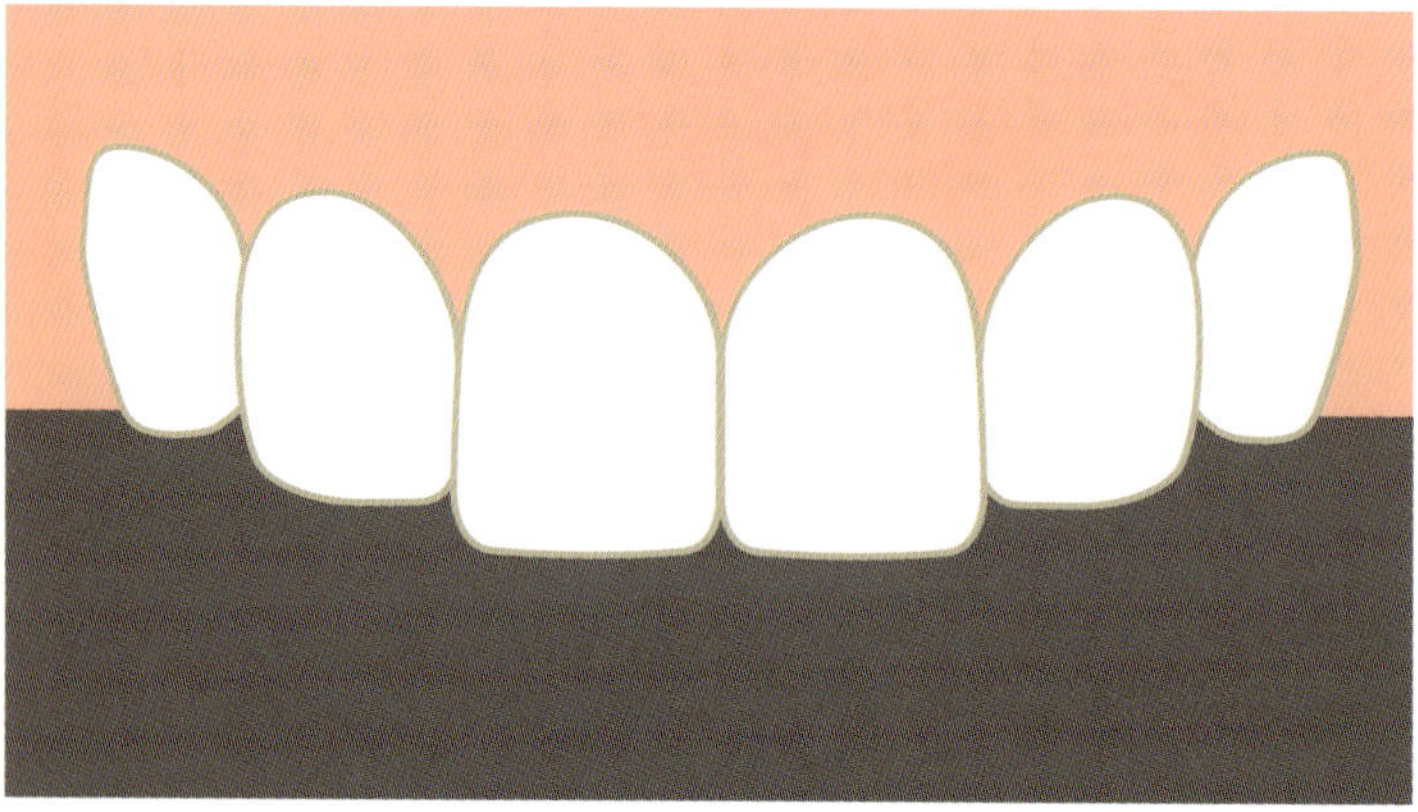

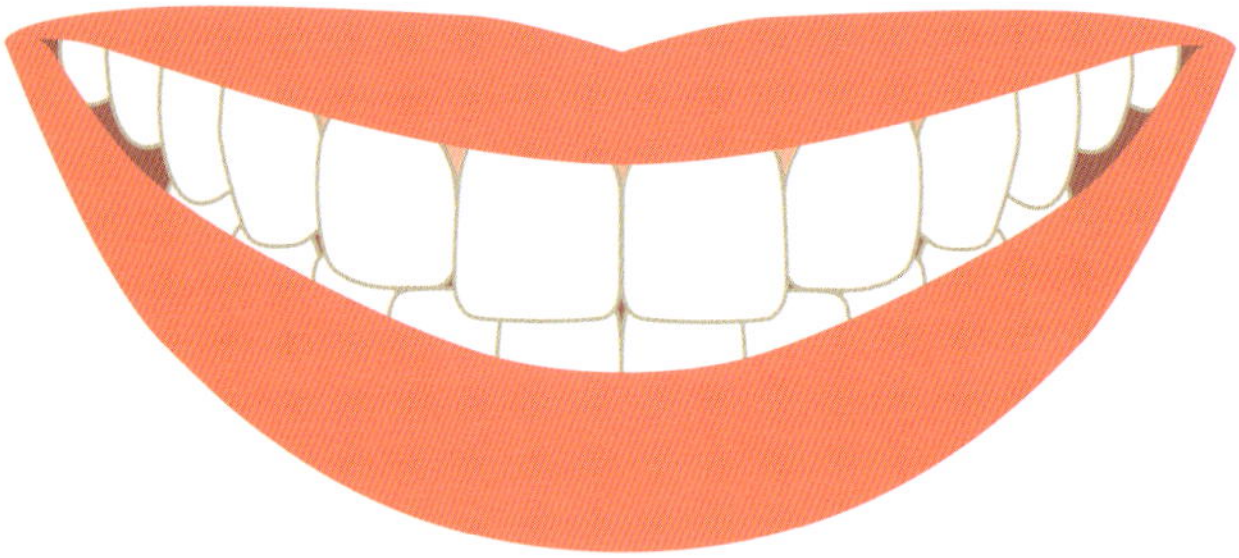

❷ トライアンギュラー（三角型）

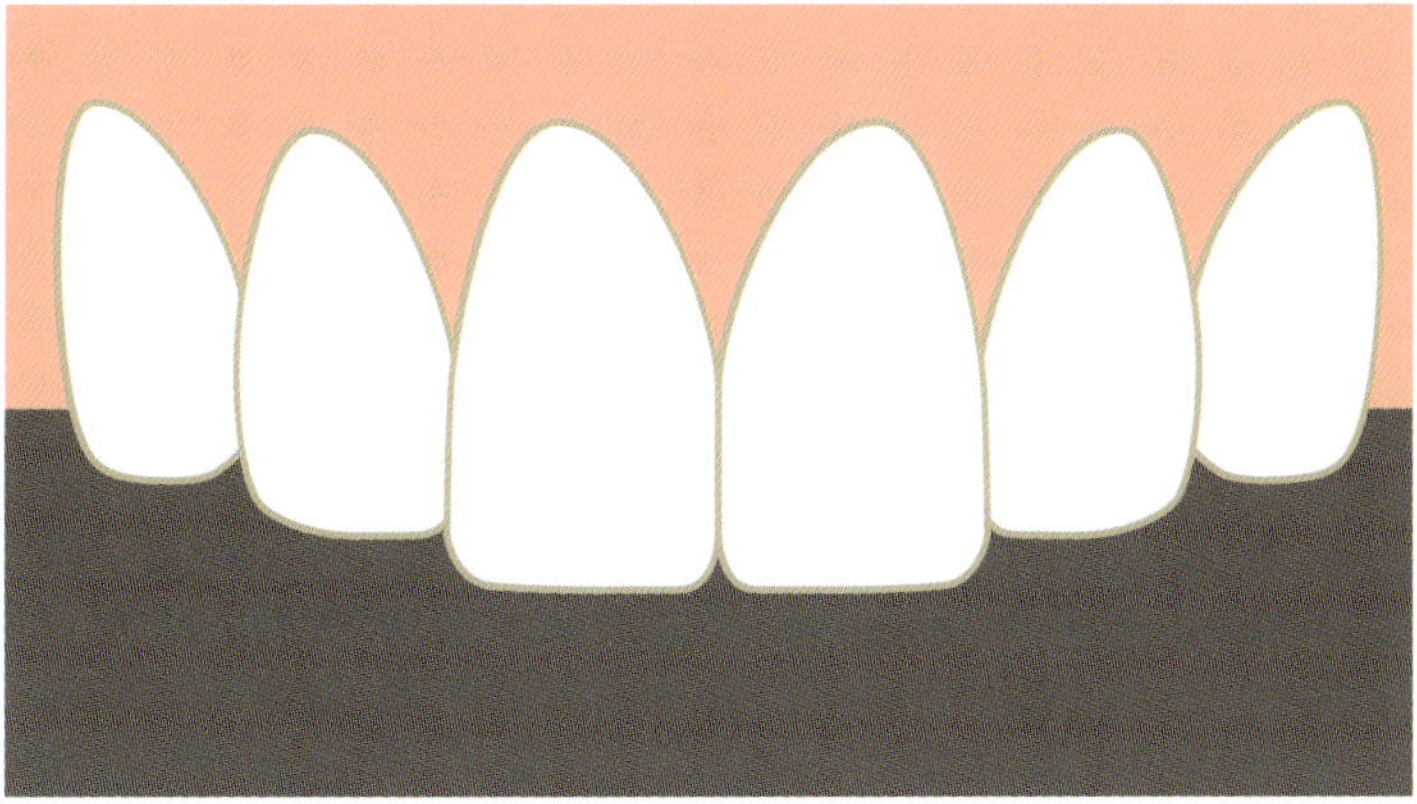

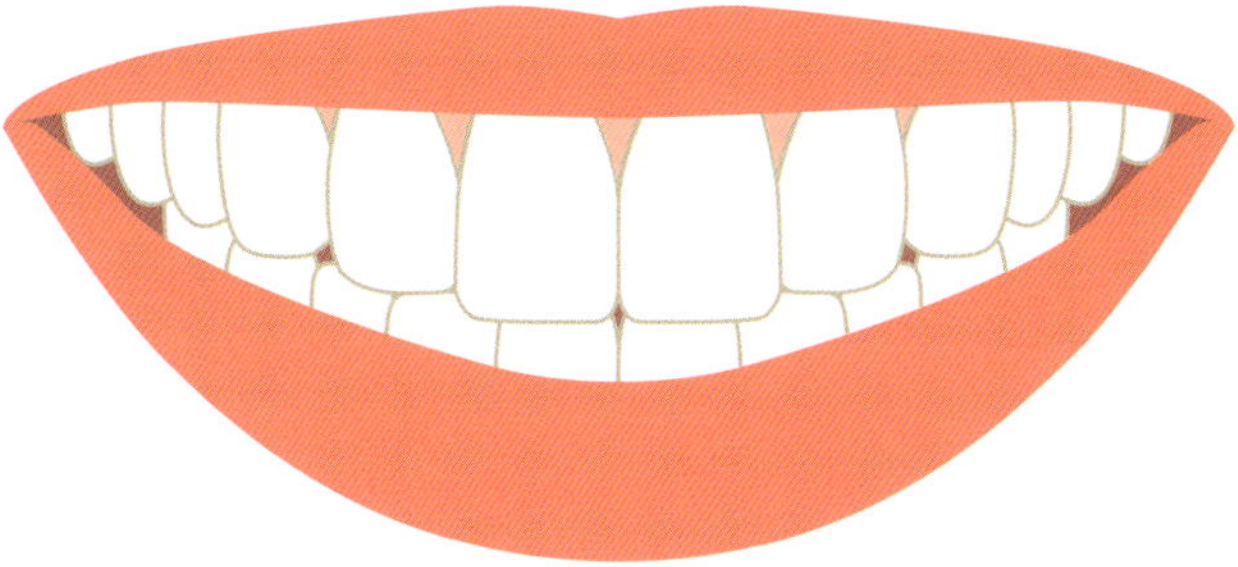

❸ オーバル（卵型）

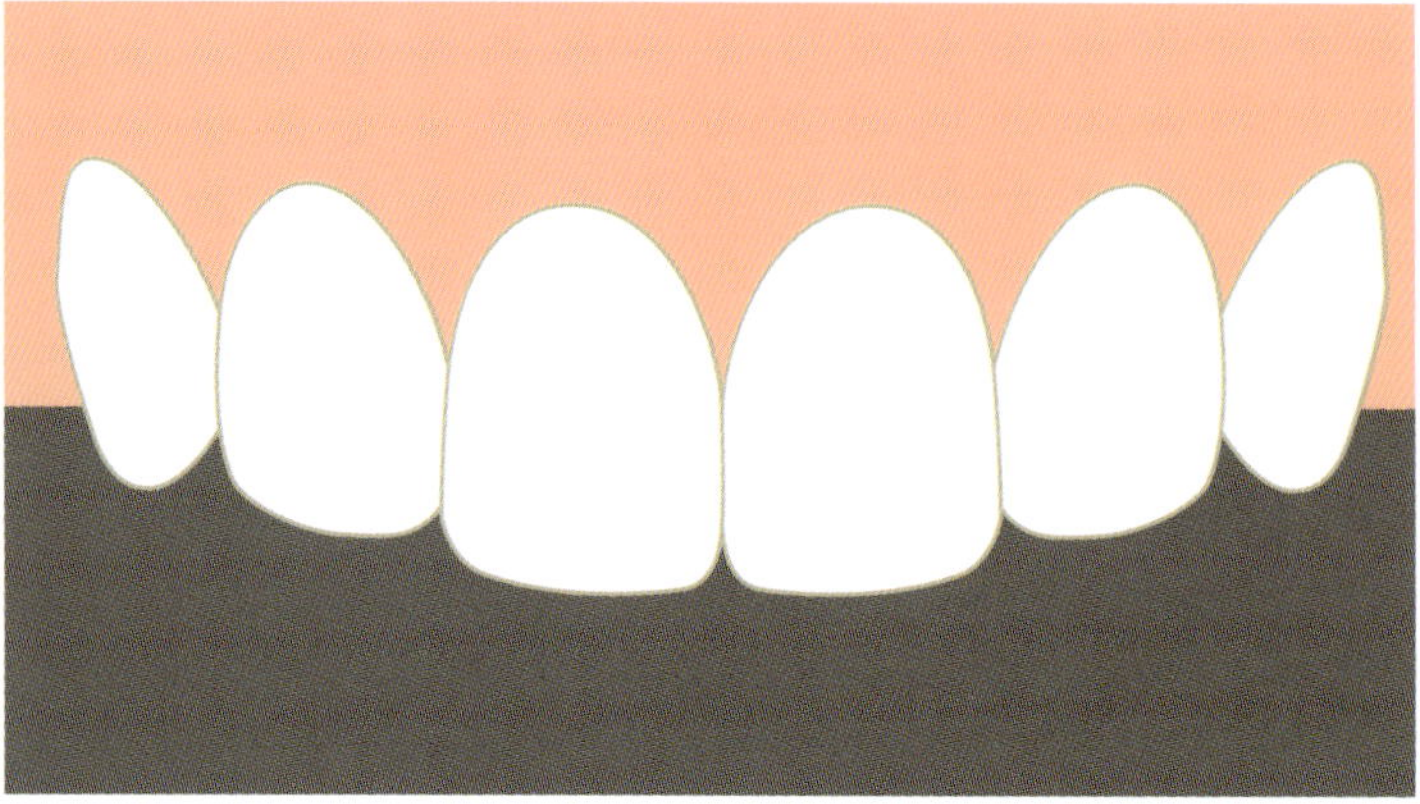

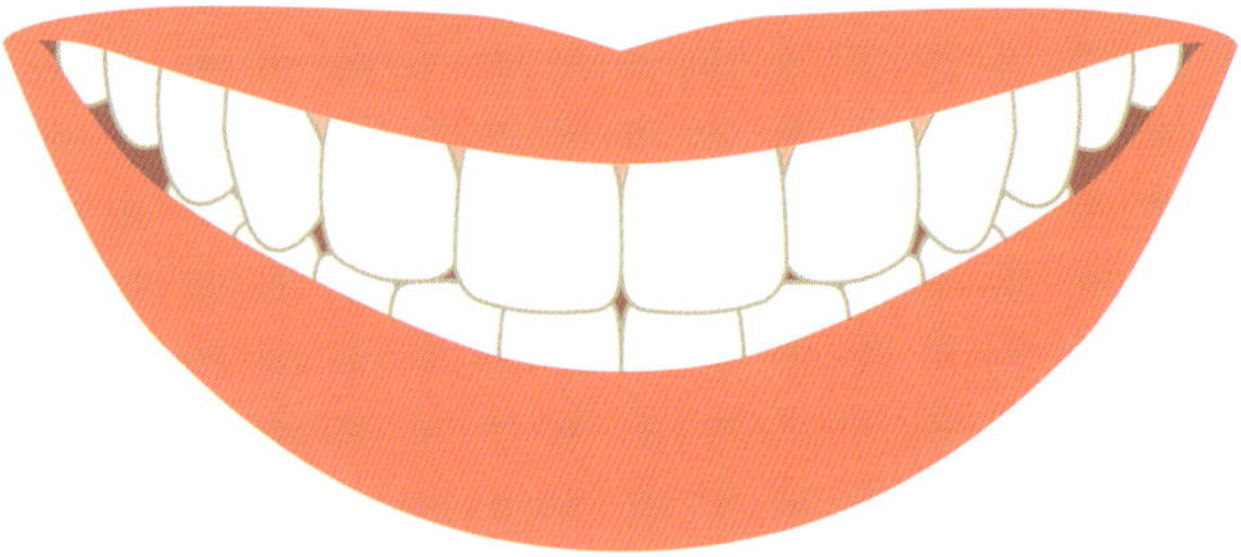

度合を解説しておきます。下のイラストをご覧ください。大きく分けて4種類になり、それぞれに特徴があります。この基準も参考になさってください。

歯の形のチェック項目

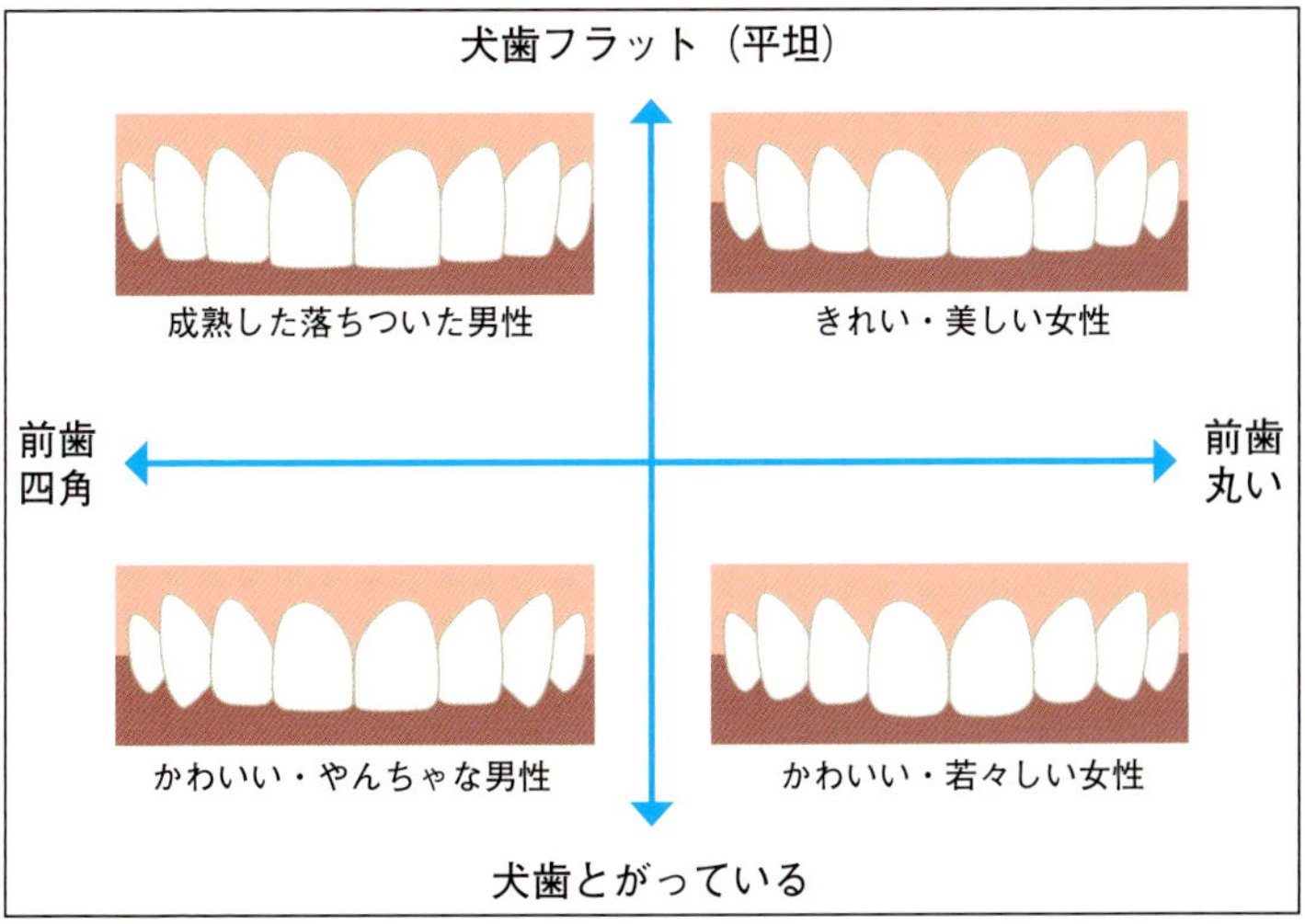

あなたの口元の悩みをチェックしてみましょう
――［歯］の場合

それでは、実際にみなさんの口元の悩みをチェックしてみましょう。

口元の悩みと一口に言ってもさまざまですが、それらは大きく分けると、「歯」「歯茎（歯肉）」「唇」の3種類になります。

ただし、「唇」と「歯茎（歯肉）」はそれぞれ関連しているので、両方を含めて治療することが多く、唇や歯茎だけの治療は多くはありません。多くは歯の状態とともに診察をして、治療法を決めることになります。また、海外などではふっくらした唇が人気がある国もあり、唇自体をふっくらにする施術をすることもありますが、日本ではそのような要望はほとんどありません。

まず最初に「歯」の悩みを考えてみましょう。

主に、以下に示す3つの悩みに集約されます。

■色が悪い

タバコを吸っている人であれば、黄ばみがひどかったり、そうでなくても歯が黒ずんでいる人は結構多いです。

女性ならば、歯の色が悪いとかなり気になるのではないでしょうか。今では簡単に白く、きれいにすることができますから、迷わずにクリニックを訪れてほしいと思います。

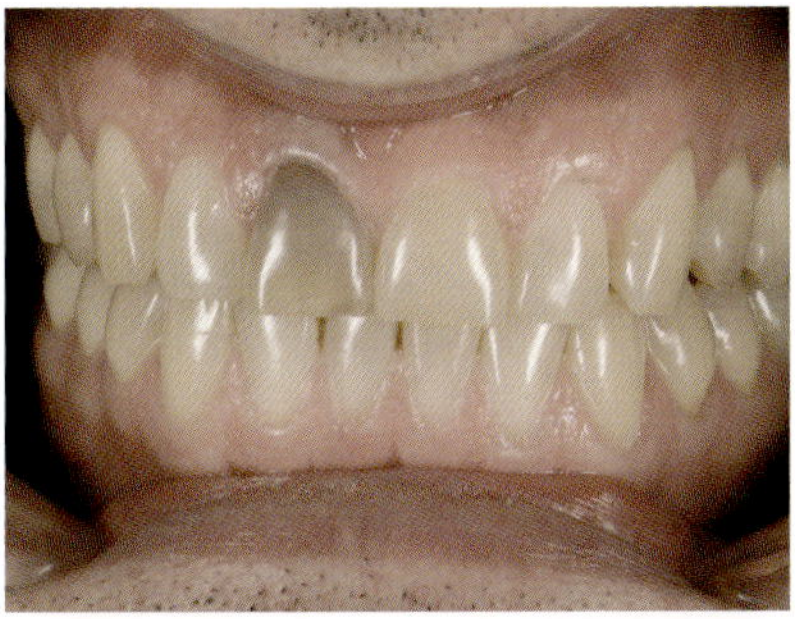

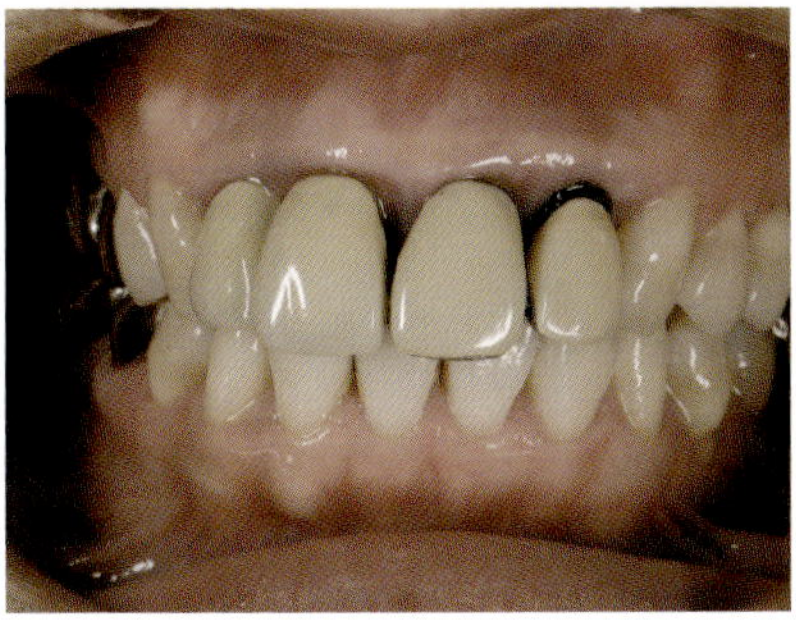

■形が悪い

歯の形が変形している、歯の一部分が欠けている、他の歯と大きさが違っている……などの悩みです。

形が揃っていないと歯並びにも悪い印象を与えますし、歯が不揃いな印象にもなります。

今ではこの悩みも簡単に解消できます。

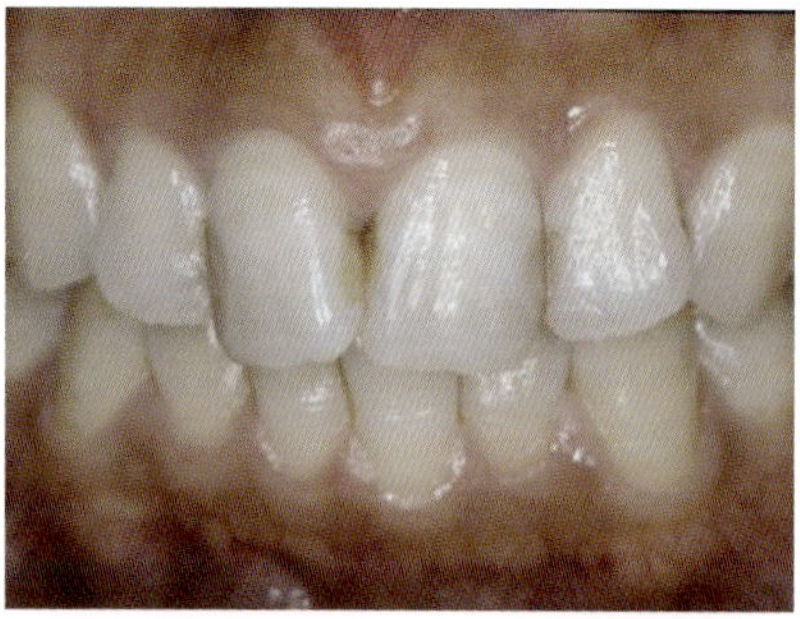

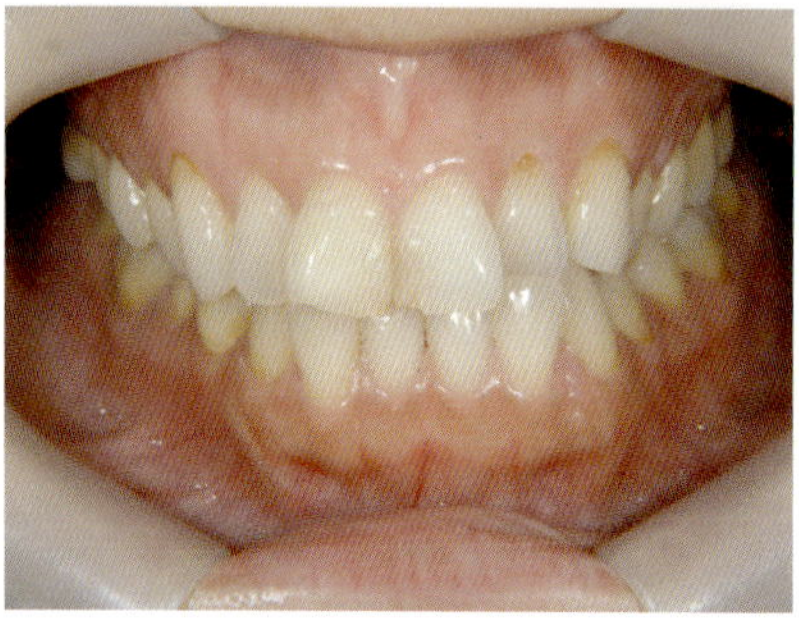

■並び方が悪い

いわゆる歯並びが悪いと言われるケースです。歯と歯の間に隙間が空いていたり、歯の高さが違っていたり、また、歯が欠損している場合も歯並びが悪くなります。

今では短期間でできる治療法も開発されていますので、後の章でご説明します。

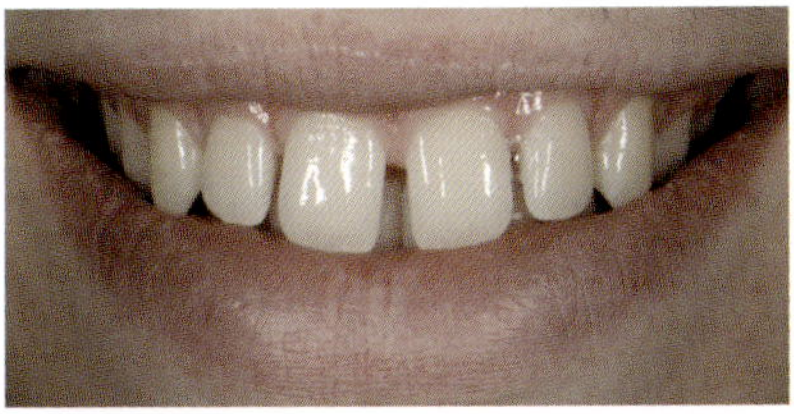

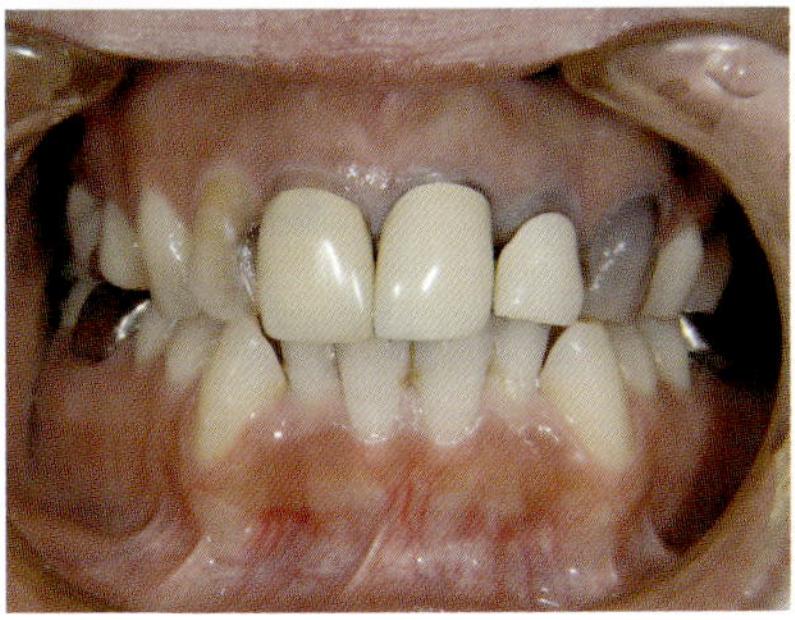

あなたの口元の悩みをチェックしてみましょう
——［歯茎］の場合

次は「歯茎（歯肉）」の悩みです。ガミースマイルとの関連が多く見られます。特に女性は気にされる方が多いです。歯茎の悩みはだいたい次の3種類になります。

■歯茎の色が悪い

喫煙の影響などでメラニン色素が増加し、歯肉が黒くなります。歯肉表面をピーリングすることで治療ができます。

■笑うと歯茎が見えてしまう

これがガミースマイルです。いろいろな治し方がありますので、

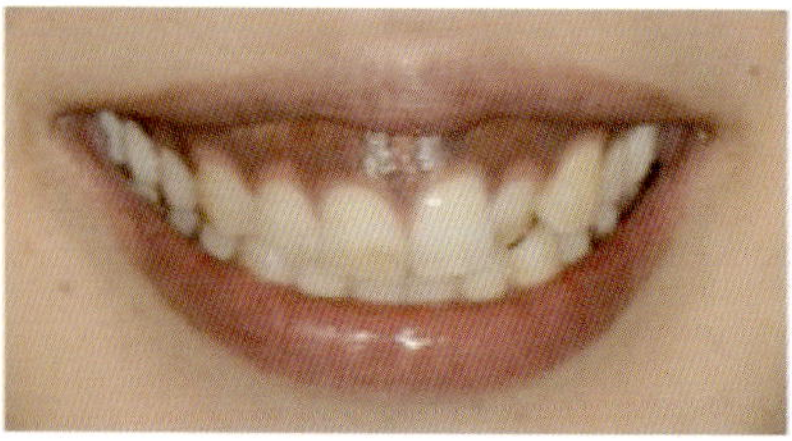
歯茎が黒ずんでいる

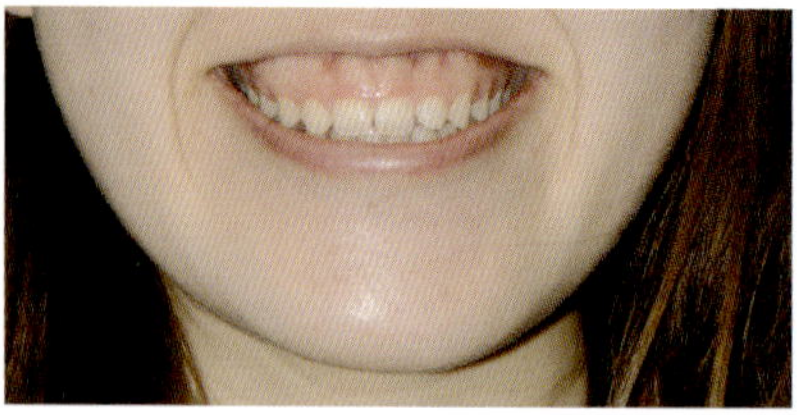
笑うと歯茎が見える

詳しくは後の章をお読みください。

■歯肉退縮

過度な咬合力、過度なブラッシング圧、歯の位置異常などにより、歯肉が退縮を起こし、知覚過敏、根面虫歯、審美障害が生じます。

あなたの口元の悩みをチェックしてみましょう
――［唇］の場合

最後は「唇」の悩みです。主に以下のような悩みがありますが、このほとんどがガミースマイルに関連する悩みと言ってもいいでしょう。

■形が悪い

主に上唇が薄いためにガミースマイルになります。

■笑うときに唇が上がりすぎる

ガミースマイルの中でも多いパターンです。

■色が悪い

唇の色が悪いという悩みです。残念ながら、歯や歯茎のように簡単に色を変えることは難しいです。しかし、女性であれば口紅を使ってカバーすることが可能なので、お気に入りの色を選んで調節するのが良いでしょう。

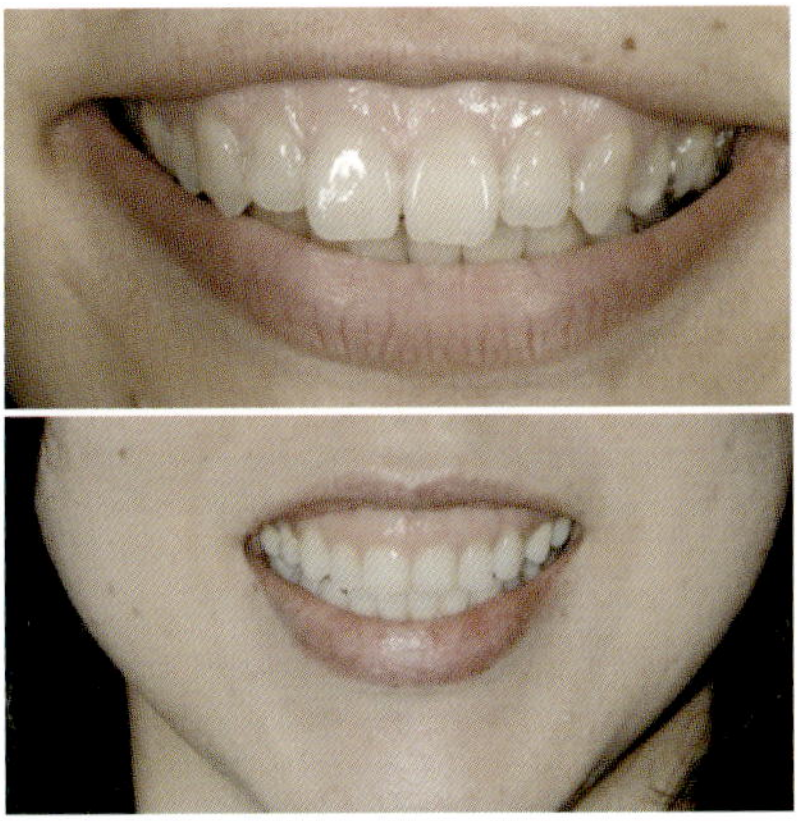

唇の形が悪い

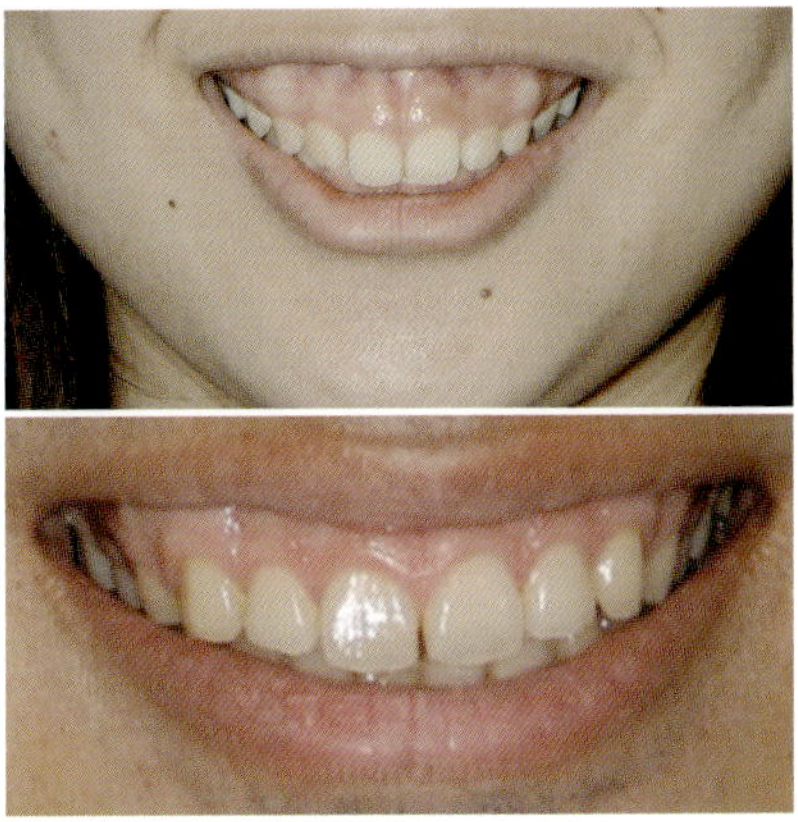

笑うときに唇が上がりすぎる

CHAPTER Ⅱ

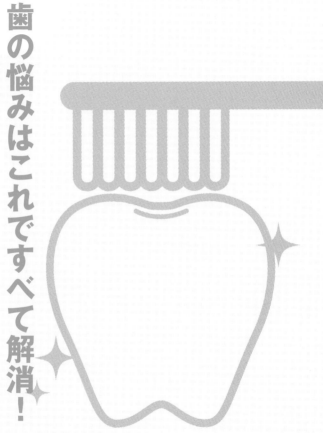

歯の悩みはこれですべて解消!

【治療編】

【症例1】
黒い歯が白くなり、気持ちよく笑えます！

【施術のポイント】

この方は1本の歯の神経が死んでしまったために、黒くなっていました。神経が死んだ歯はご覧のようになります。

治療は、先にホワイトニングをすることで、全体的にも白い歯が演出できました。歯科医師が見ても、治したかどうかがわからないくらいのレベルに仕上がっています。

【治療方法】

・ラミネートベニア
・ホワイトニング

【治療期間】

・約2か月

*ラミネートベニア

ラミネートベニアを使った治療とは、歯の表面をごく薄く削り、セラミック製の非常に薄いシエル(薄片)を特殊な接着剤で貼りつけてきれいにする治療法です。

[特徴]

●白くて美しい（変色しない）

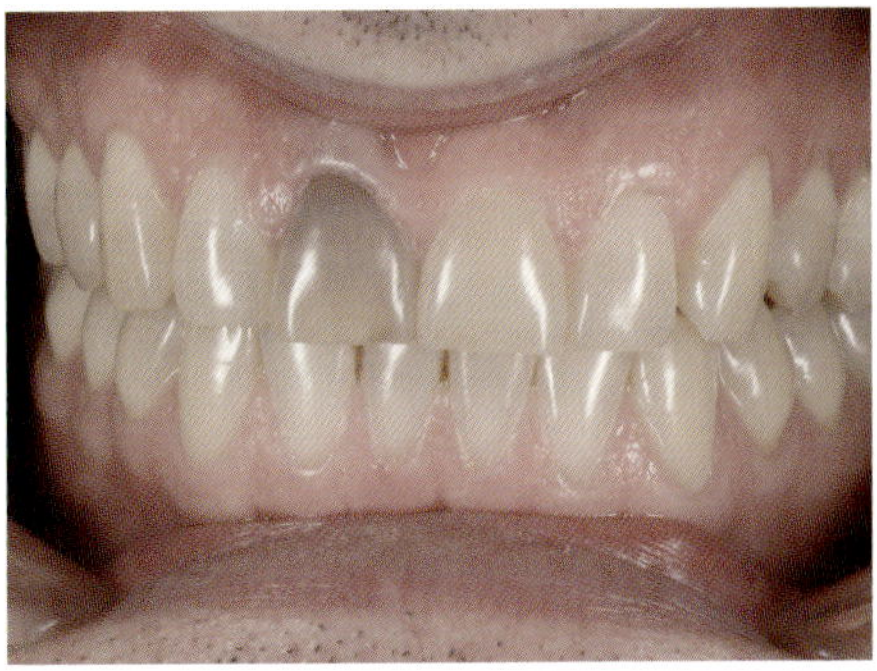

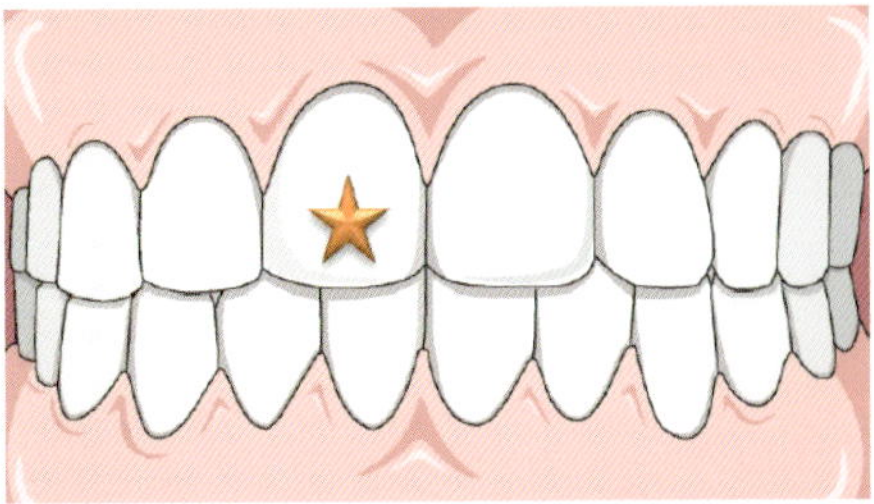

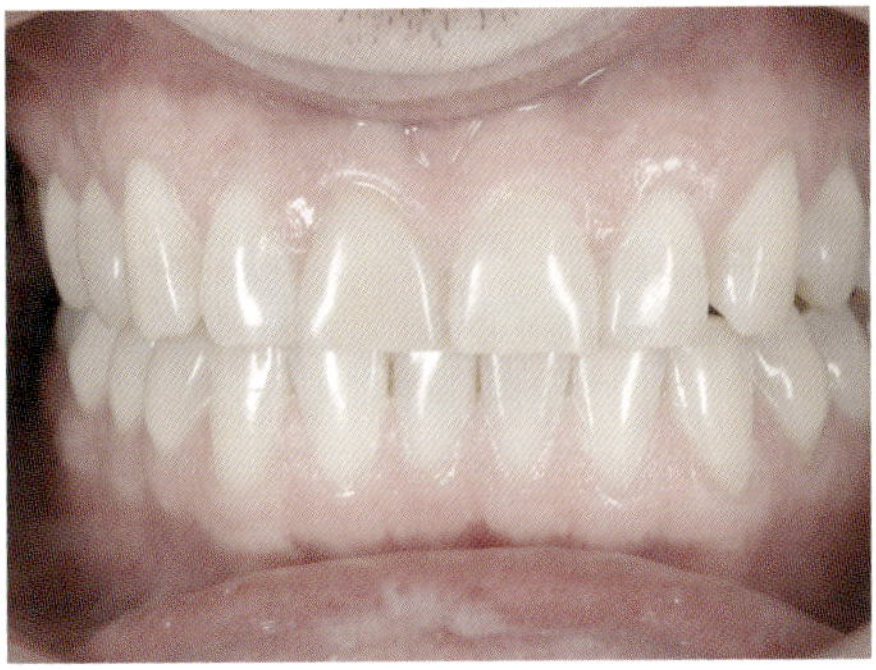

●ツルツルなので汚れがつかない
●歯茎が黒くならない
●歯の表面だけ薄く削る

＊ホワイトニング

最近、人気が高く、注目されている治療法です。変色した歯を漂白剤で脱色して白くします。特にタバコを吸う人は歯の変色が多く見られるのでお薦めです。

歯の表面だけの汚れを落とすクリーニングよりも、歯の内側から漂白するのでこちらの方法のほうが大きな効果が期待できます。

［症例２］
メタルセラミックで口全体が明るくなりました！

【施術のポイント】

歯周病で歯肉が上がったため、昔の被せ物の金属が露出していました。そこで、まずは原因の歯周病の治療をすることが重要でした（歯肉の色がピンク色になっています）。また、工夫をしたメタルセラミックで歯と歯肉の境目もきれいに見せています。

【治療方法】

・メタルセラミック×４本
・歯周病の治療
・歯茎の形成手術

【治療期間】

・約１年

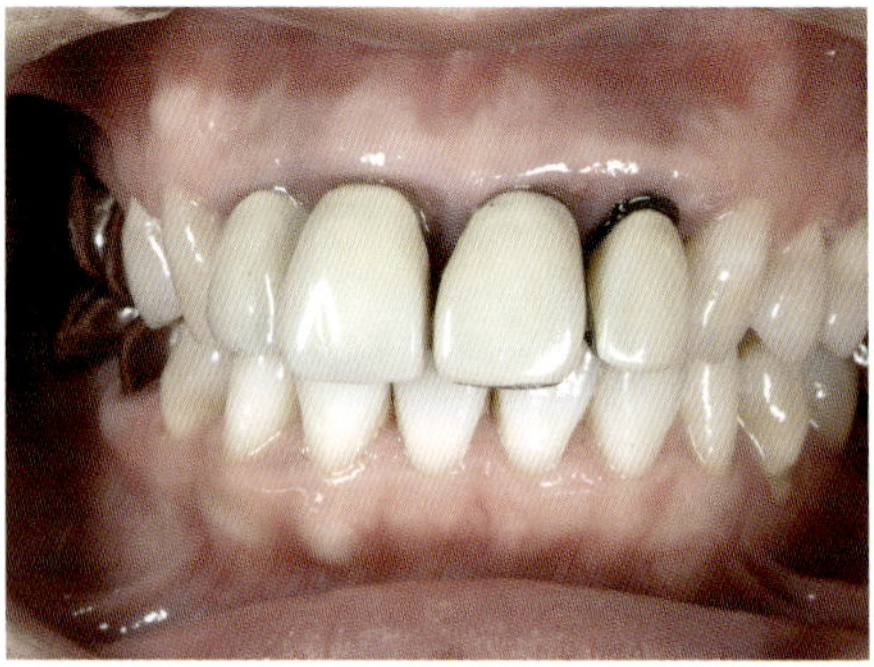

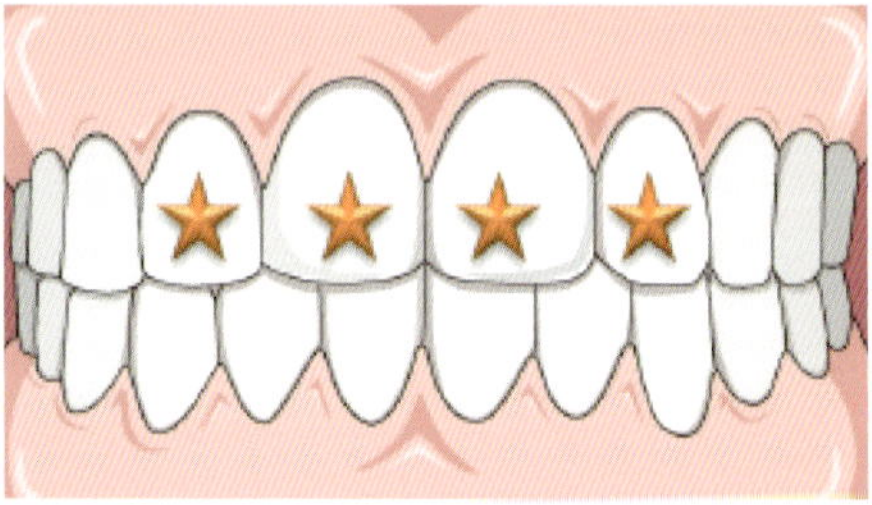

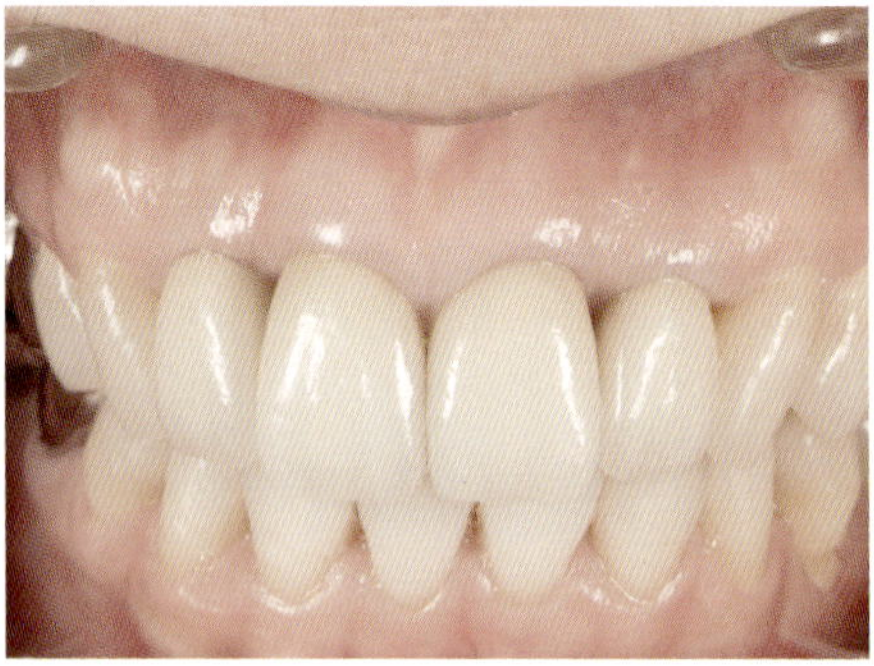

＊メタルセラミック

メタルセラミックとは、被せ物や差し歯がセラミックでできていて、その内側にだけ金属で補強がしてあるものを言います。

オールセラミックとは違い、歯を作っている土台の部分に金属を使っているのでとても丈夫です。

強度が必要な奥歯やブリッジに使う際に適しています。

[特徴]

●白くて美しい（変色しない）

●ツルツルなので汚れがつかない

●歯茎が黒くならない

●強くて丈夫

▲少し透明感が落ちる

【症例３】重金属の害を防ぐために治療を選択

【施術のポイント】

金属の全身への影響を気にされていましたので、金属の部分をすべて安全なセラミックに替えたいとのご希望でした。金属を除去するときも削りかすが体内に入らないように、ラバーダムというマスクをしながら施術をしています。施術後、患者さんは身体の調子も良くなったとおっしゃっていました。

【治療方法】

・セレック×13本
・セレッククラウン×２本

【治療期間】

・約３か月

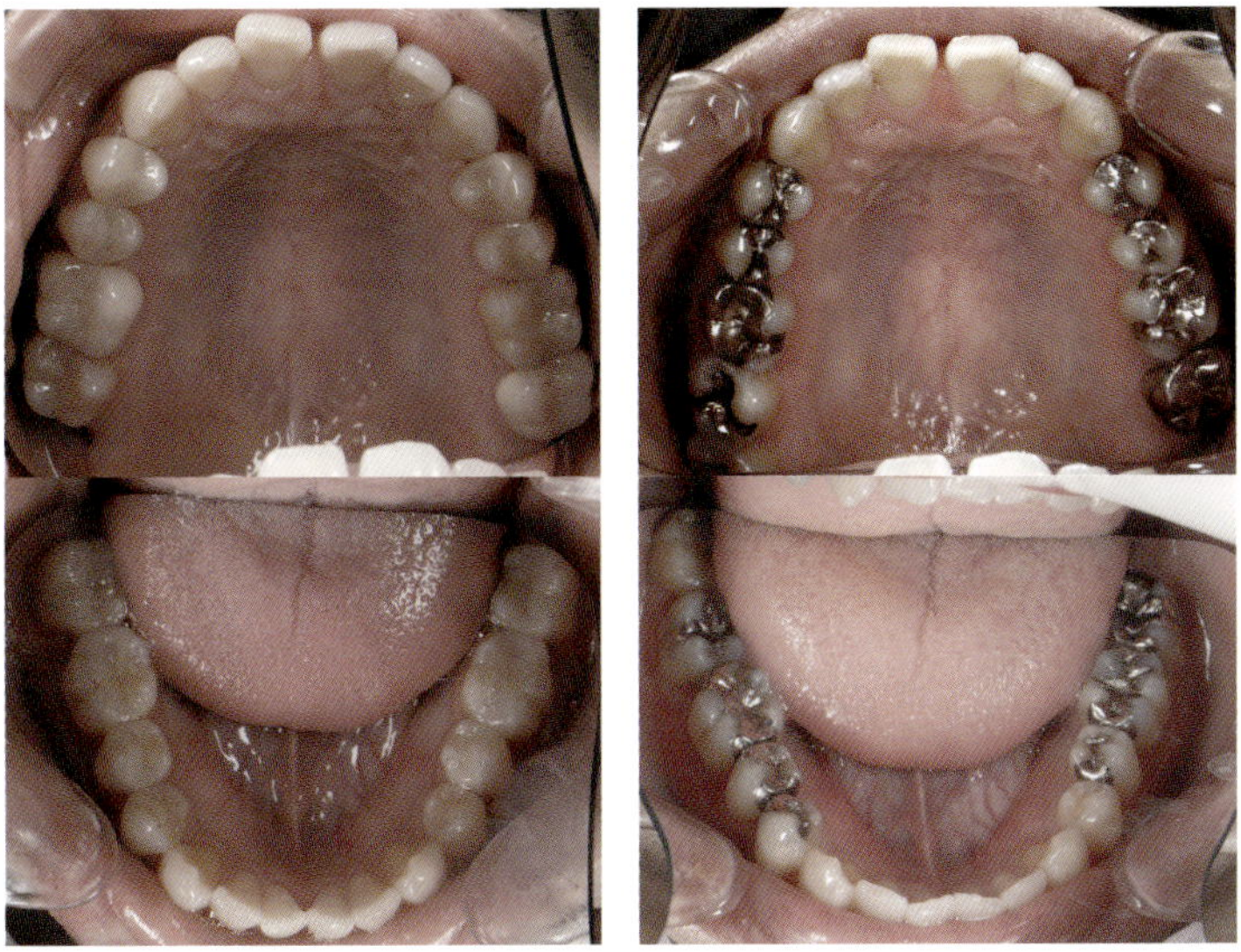

＊セレック

最先端の画期的な治療法です。従来は歯型を取って、歯科技工士がセラミックの差し歯や被せ物を作成していましたが、これをミリングマシンという機械で自動的に作成します。

患者さんの口の中を3D光学カメラで撮影して、そのデータを基にコンピュータの画面上で設計し、セラミックのブロックから歯を削り出していきます。

この方法を用いると、歯型を取るためにじっと何分間も我慢をしなくてすみます。

そして、何と言っても、時間を短縮して治療することが可能になりました。

【特徴】

●白くて美しい（変色しない）
●ツルツルなので汚れがつかない
●強くて丈夫
●1日でできる
●体に安全（アレルギーの心配なし）

【症例4】ラミネートベニアでスマイルチェンジ！

【施術のポイント】

本来ならば矯正治療が必要でしたが、矯正をしないで歯並びを良くできないかというご希望でしたので、セラミック矯正で治療をしました。まるで矯正治療をしたような仕上がりで、時間も費用も抑えることができました。

【治療方法】

・ラミネートベニア×2本
・ダイレクトボンディング×2本

【治療期間】

・約3か月

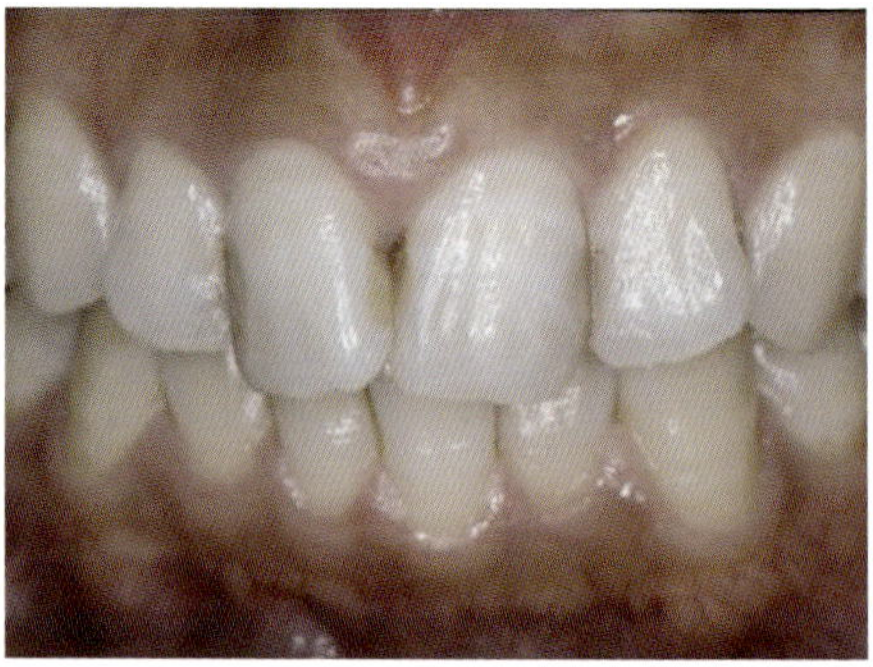

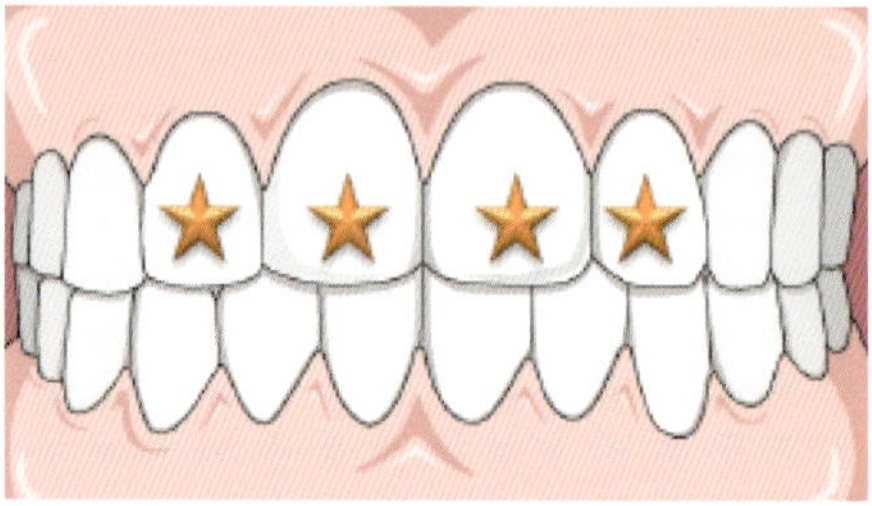

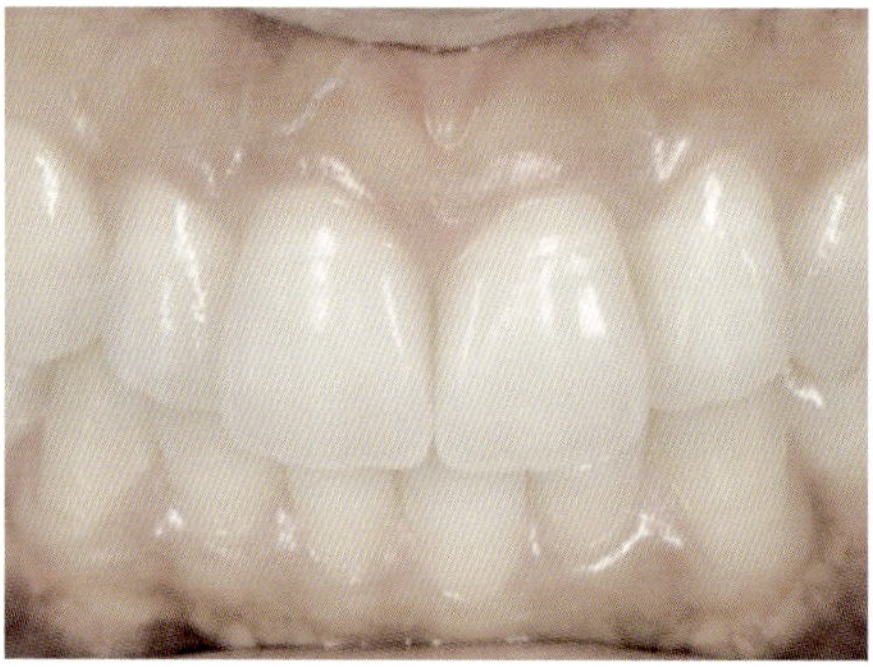

＊ダイレクトボンディング

以前は前歯の治療をする場合、型を取ってからセラミックなどで作成し、被せる治療がほとんどでした。

しかし、歯科用のプラスチックの進化は目覚ましく、色や形に合わせながらきれいに治療することができるようになりました。これがダイレクトボンディングです。

ダイレクトボンディングは前歯の隙間や虫歯をきれいに早く治すときに使います。歯科用のプラスチックで直接、歯に詰めたり、盛ったりして治療できる最先端の方法です。

前歯を1日で治したいときにお薦めの治療法です。

［症例5］オールセラミックで女性らしい前歯に

【施術のポイント】

歯周病が悪化して、前歯の神経が死んでいました。失った骨を取り戻す骨再生療法を行い、透明感のあるオールセラミックで美しくなっています。咬み合っていなかった前歯も正しい咬み合わせを再現しています。

【治療方法】

・オールセラミック×4本
・歯周病の治療
・歯茎の再生療法

【治療期間】

・約1年

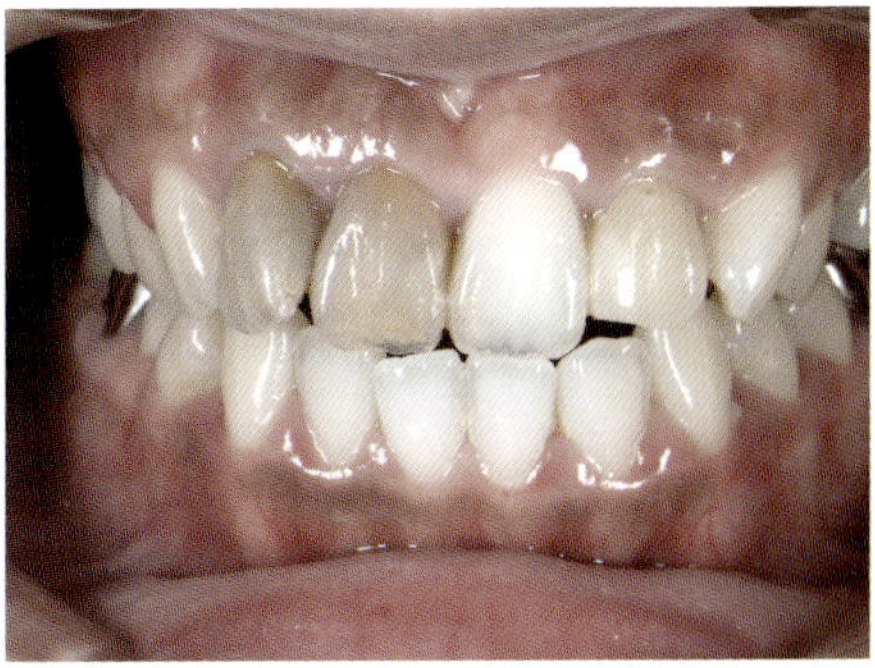

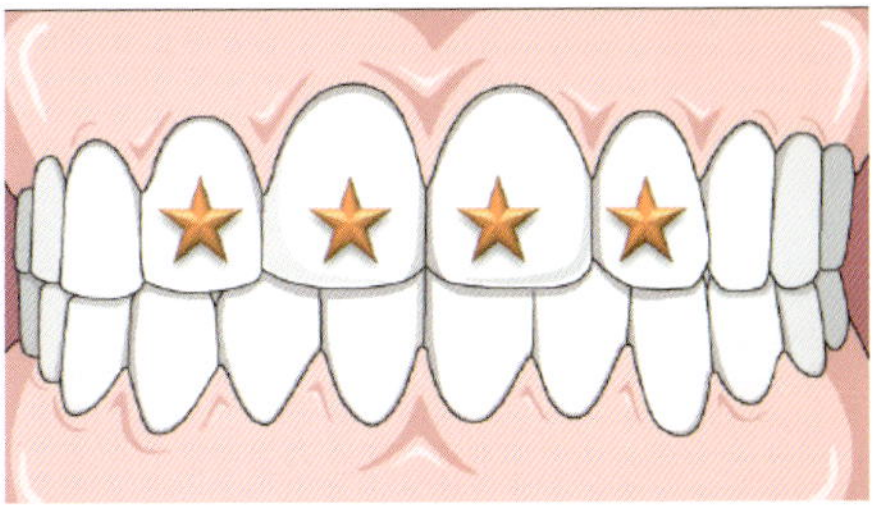

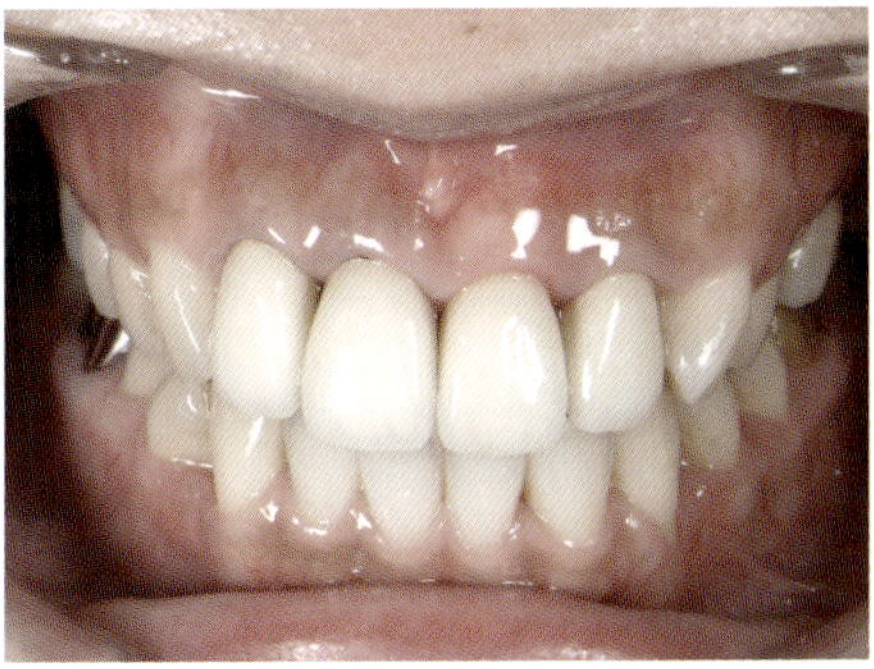

＊オールセラミック

名前の通り、すべてがセラミックでできています。補填物には金属を使っているものもありますが、これには一切使われていないため、光を透過して自分の歯のような透明感を演出することが可能です。

特に、見た目が重要な前歯の治療に適しています。

【特徴】

●白くて美しい（変色しない）
●ツルツルなので汚れがつかない
●歯茎が黒くならない
●強くて丈夫

［症例６］
小さな歯が大きくなりました！

【施術のポイント】

この方の場合、歯が小さいことを気にされていたため、歯を長くするための歯肉の形成手術を行っています。

その結果、希望通りに歯が大きくなりました。

【治療方法】

・歯肉形成手術（ガミースマイル改善）

・オールセラミック×４本

【治療期間】

・約４か月

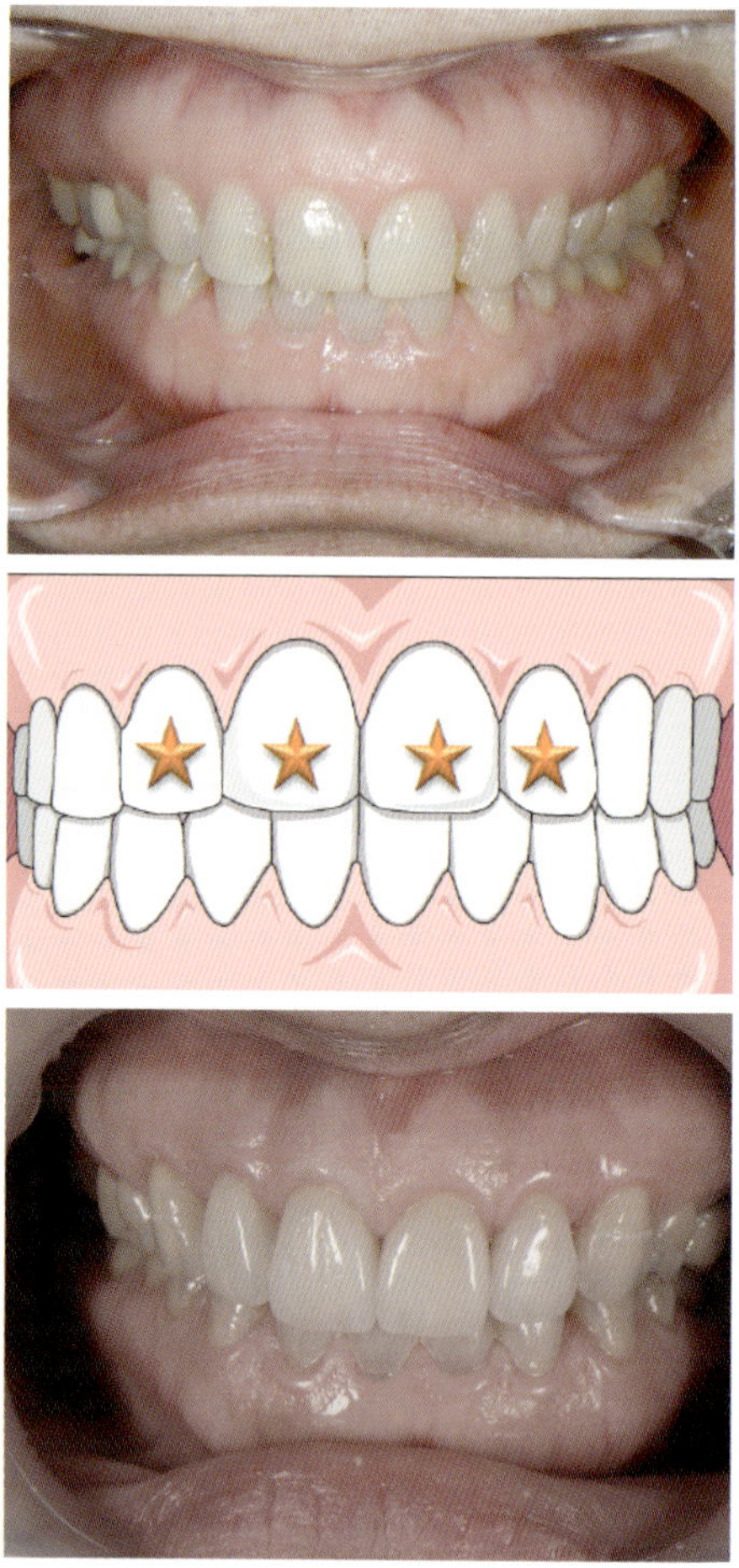

［症例7］

歯はまったく削らずきれいに……凄い！

【施術のポイント】

スキっ歯でしたが、左右均等に隙間があったため、まったく削らずに治すことができています。極薄のセラミックを接着しています。

非常に高い技術を要する歯科医師と歯科技工士のコラボレーションによってのみ可能な施術です。

【治療方法】

・ラミネートベニア×4本

【治療期間】

・約2か月

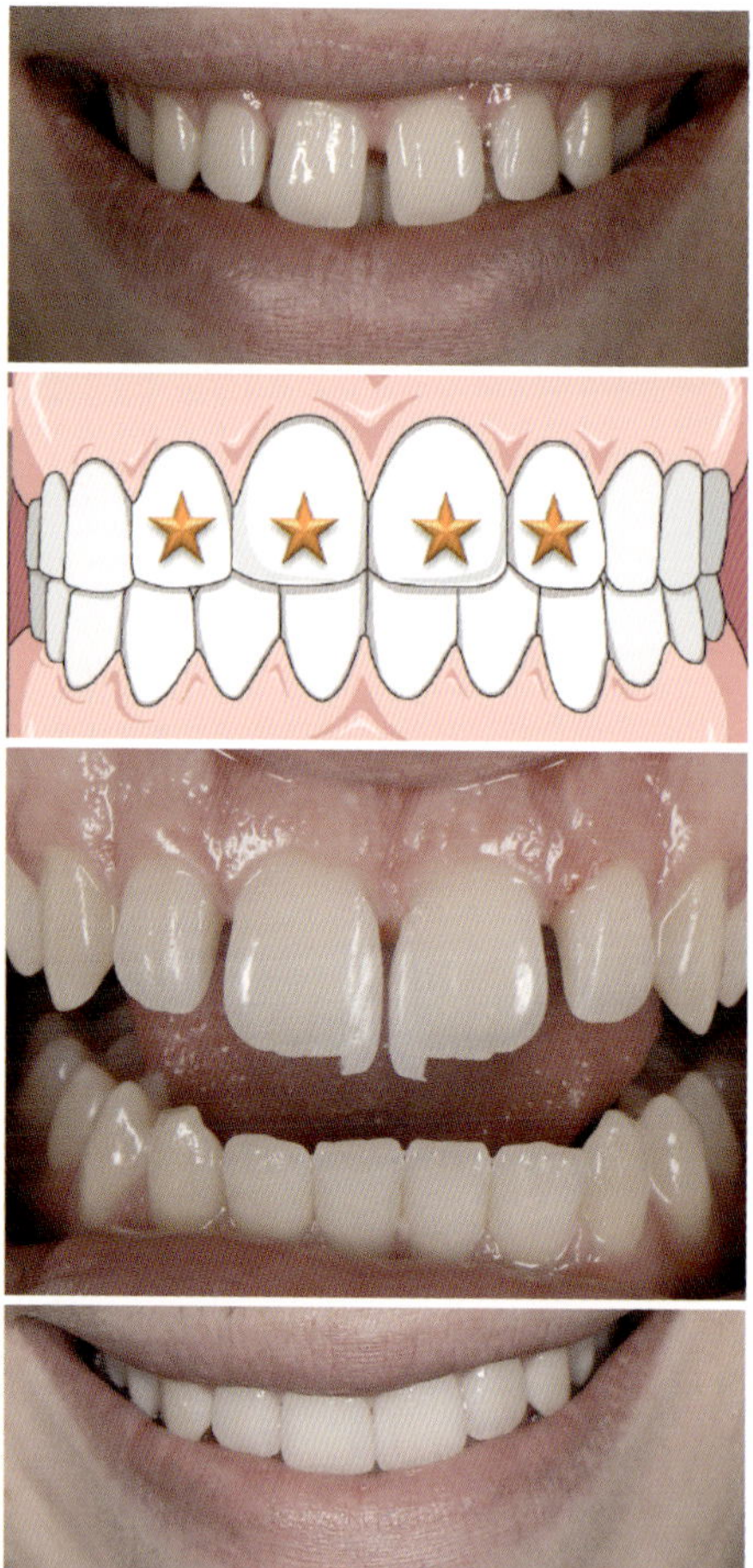

［症例8］矯正とインプラントで前歯のバランスがベストに

【施術のポイント】

他の同業の方でしたが、生まれつき左上の2番目の歯が無くて、右上が尖っています。すべての隙間を左上に寄せて、インプラントで歯を増やしています。右上はラミネートベニアで美しい歯になり、笑顔も素晴らしくなりました。

【治療方法】

・部分矯正
・インプラント＋オールセラミック
・ラミネートベニア

【治療期間】

・約1年半

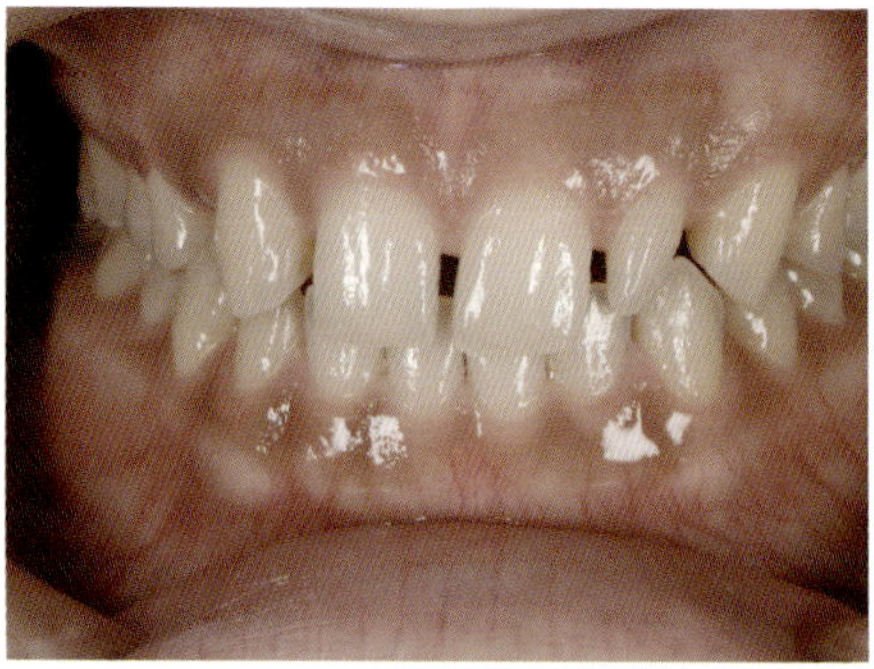

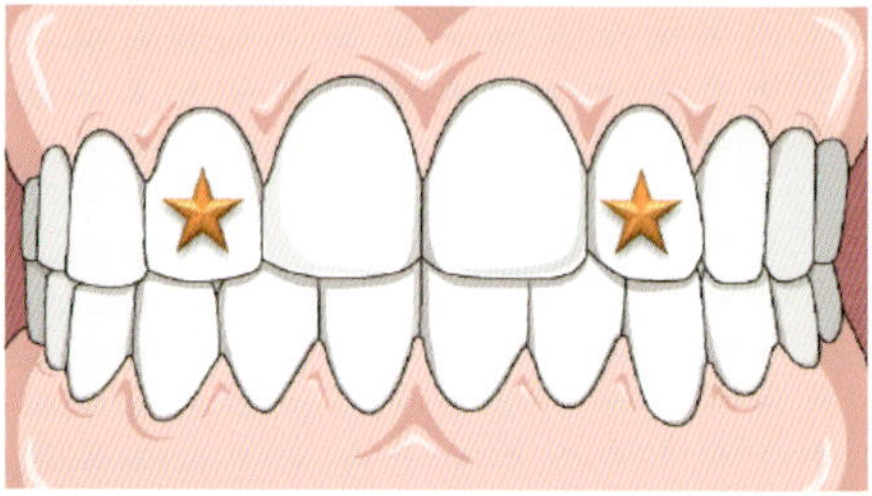

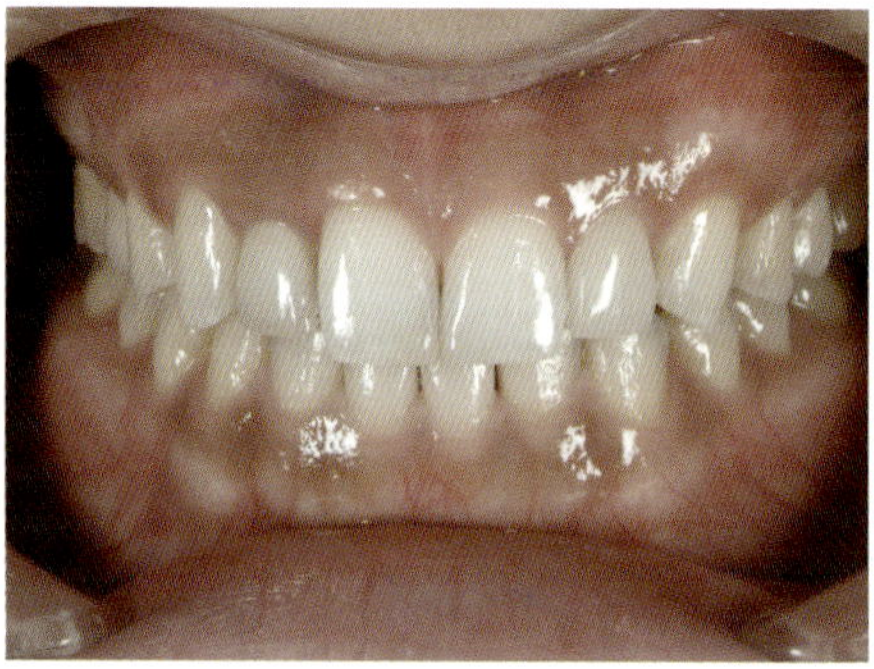

＊インプラント

インプラントとは、歯が抜けてしまったところにインプラント（人工歯根）を埋め込み、その上に人工の歯をつける治療法です。最近ではかなり認知度が広まっています。

治療の前に必ずＣＴスキャンとレントゲンで検査を行い、インプラントができる骨の状態かどうかを確認します。
高度な外科手術を伴う治療ですが、信頼できる医師の技術と徹底した衛生環境により、今では多くの人が利用するようになりました。

【特徴】

- ●歯の無いところに増やせる
- ●隣の歯を犠牲にしない
- ●天然の歯と同じ管理で大丈夫
- ●ほとんど痛みなし

〔症例9〕
ラミネートベニアで歯の矯正も可能に

【施術のポイント】

右の2番目の歯の上下が逆の咬み合わせになっていましたが、きれいな歯並びに改善してあります。

前歯2本の形態を工夫して、全体的な歯並びもきれいになっています。

【治療方法】

・オールセラミック×4本

【治療期間】

・約2か月

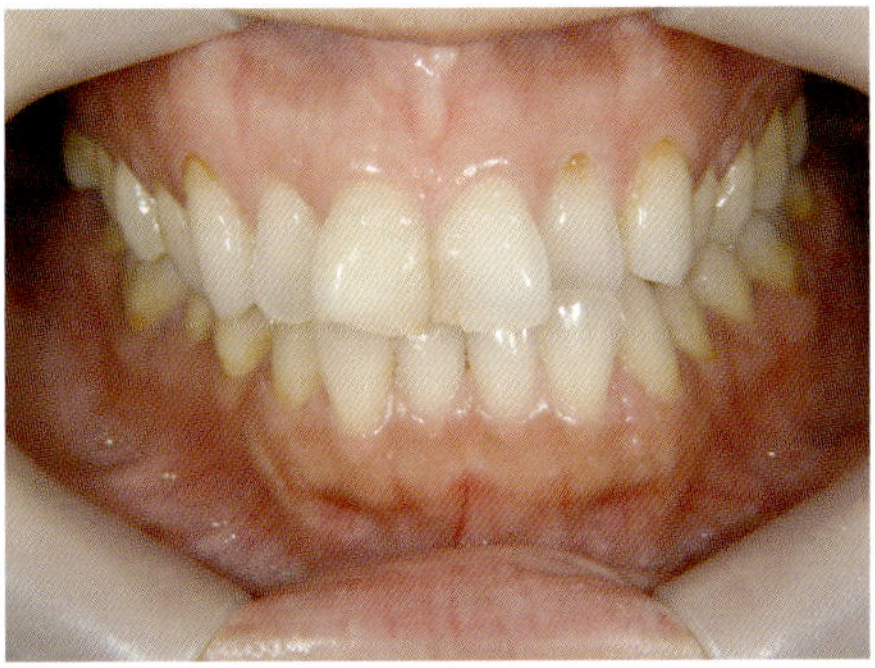

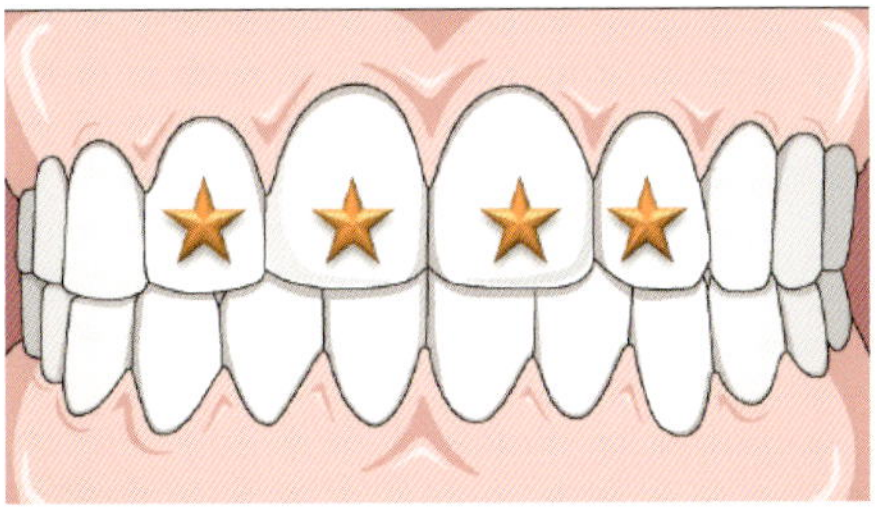

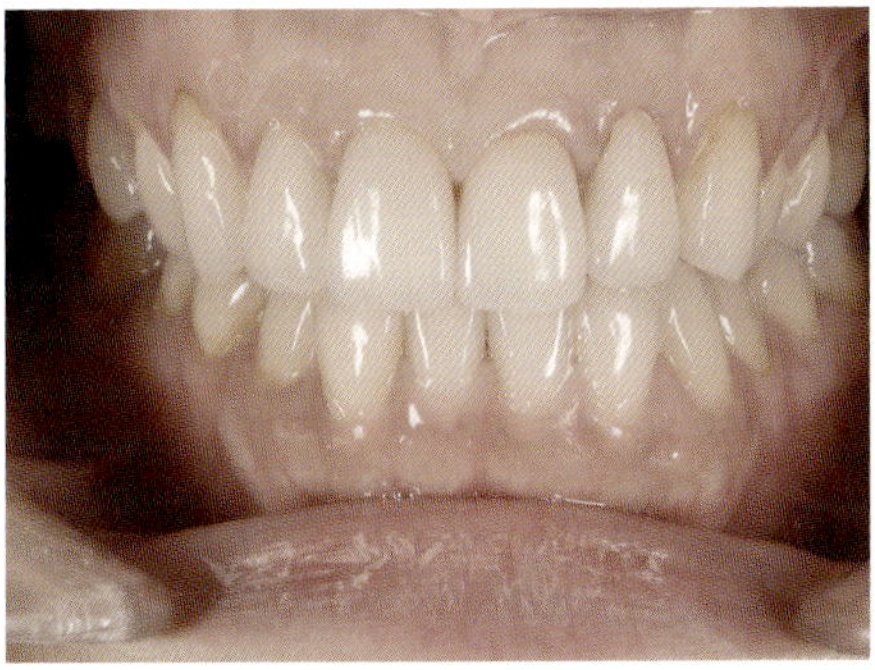

［症例10］

絶対お薦めの、マウスピース矯正

現在、大変人気なのがマウスピース矯正です。透明のマウスピースを一定の期間で付け替えていくことで歯並びを改善する装置です。

従来の矯正と比べて、次のようなメリットがあります。

- 目立たない
- 痛みがほとんどない
- 取り外せるので食事が快適
- 歯みがきがしっかりできるので虫歯になりにくい
- 仕上がりが予測できる
- 比較的短期間で終わる
- 同時にホワイトニングも可能（装置による）

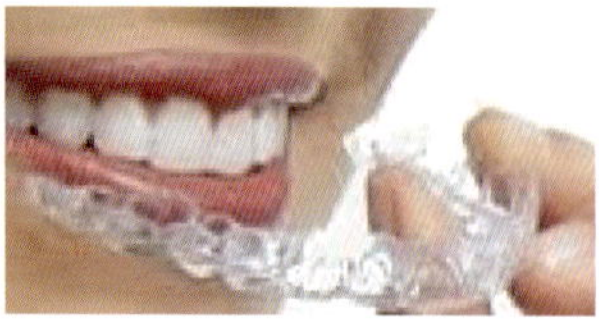

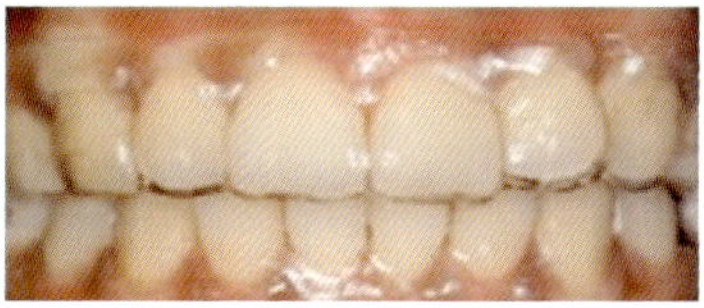

マウスピースを装着した状態

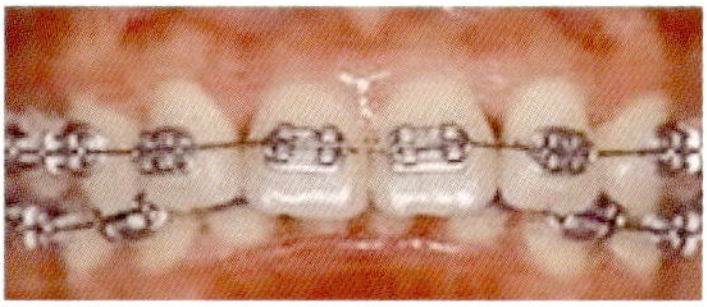

従来の矯正治療

●こんな方に最適です

特にお薦めしたいのは、次のような方です。

・目立つ矯正装置はしたくない
・人から矯正している事を気づかれたくない
・痛いのは嫌
・昔、矯正をしたけど後戻りしてしまった
・特に前歯の歯並びをきれいにしたい
・虫歯になり易くて矯正が不安
・できるだけ短期間で治したい

現在、当院で行っているマウスピース矯正は2種類あり、状態によってより合う物をお薦めしています。

・1つが**アソアライナー**。比較的歯並びの乱れが少ない方や、片顎のみご希望の方に向いています。毎回型取りをして制作するので、途中で虫歯の治療や同時にホワイトニングも可能な装置です。最初に矯正後を予測した模型が出来てくるので、ある程度の治療期間や歯並びの仕上がりイメージが分かります。

・もう1つが**インビザライン**。こちらは上下ともご希望の方や、少し歯並びの乱れが多い方にも向いています。最初にシリコンという素材で精密な歯型を取り、それを元にクリンチェックという治療プラン動画が出来てきますので、治療期間や仕上がりの予測が可能です。また、最初に取った歯型から、すべてのマウスピースが出来てくるので、来院回数が少なくてすみます。

それぞれに使用時の留意点があります。これを守らないと効果が出ませんので、それぞれの留意点をお知らせしておきます。

●アソアライナーを使う時の留意点

<約８ヶ月のアソアライナーで綺麗な歯並びに>

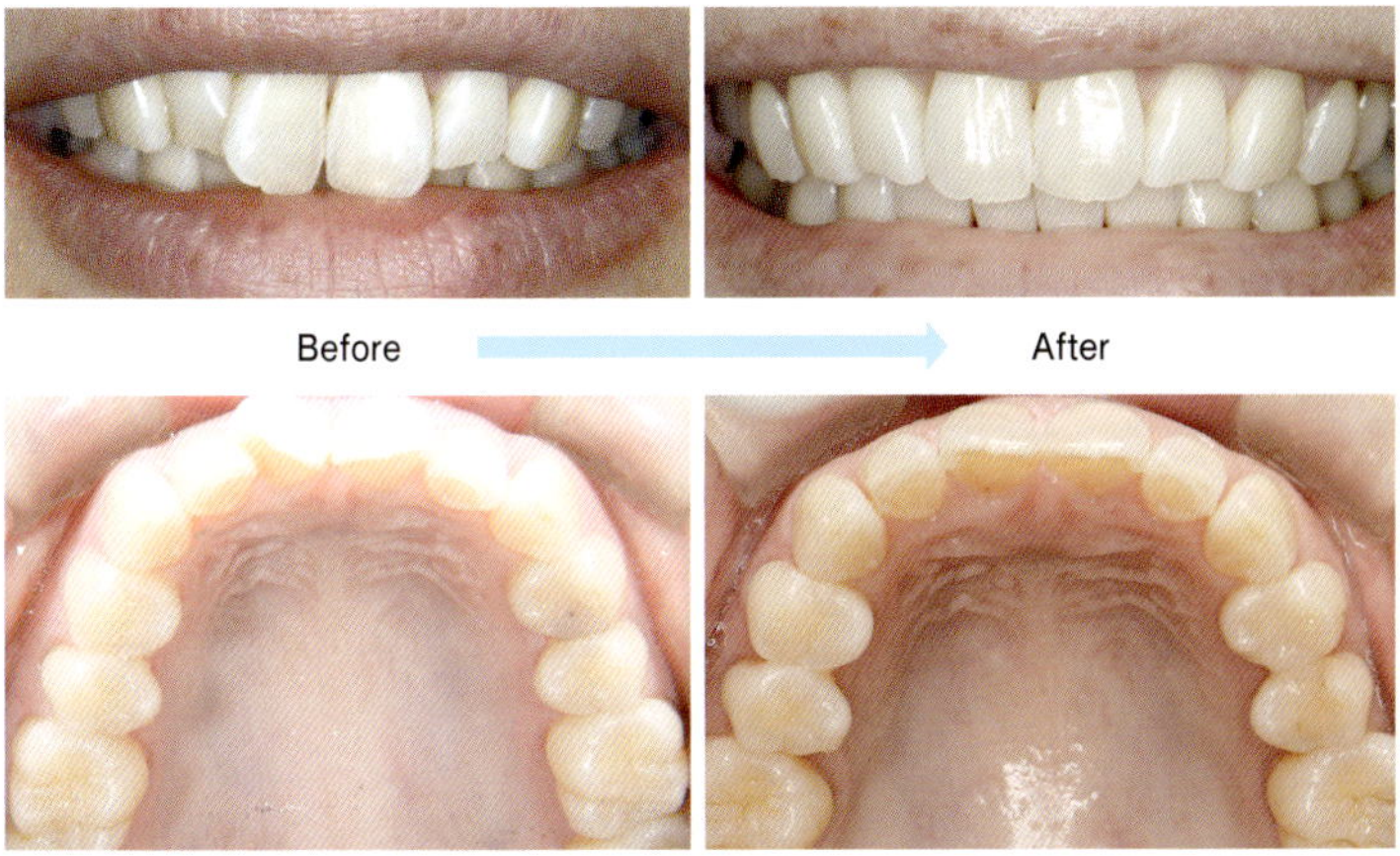

・アソアライナーは装置をつけている時のみ矯正力がかかる為、患者さんの全面的な協力が必要な治療法です。就寝時も含め、1日17時間は装着して下さい。1日17時間以上装着できない場合は、歯が目標の位置まで移動しない為、治療期間が延びたり、良い結果を得られない場合があります。

・1ステップに、ソフト・ミディアム・ハードの3種類のマウスピースが提供されます。まず、ソフトタイプを10日間使用し、次にミディアムを10日間、ハードを10日間装着し、次のステップの型取りをします。

次のステップが出来てくるまでは、ハードタイプを使用していて下さい。

・食事の時は、アソアライナーは取り外して下さい。

・ご自身の管理が治療期間や治療結果に影響する矯正装置ですので、しっかりご理解のうえ装置を使っていただく事が大切です。

●インビザラインを使う時の留意点

・インビザラインも装置をつけている時のみ矯正力がかかるため、患者さんの全面的な協力が必要な方法です。就寝時も含め1日20時間は装着して下さい。お食事や歯みがき以外は常に使用する位の意識が丁度良いでしょう。目標時間使用出来ない場合は、やはり治療期間が延びたり、良い治療結果が得られない事があります。

・2週間ごとに、新しいマウスピースに交換します。装置装着時にチューイーという道具を使用した噛み込み運動を適時行ってもらう事で、より確実な効果を発揮します。最初に全てのマウスピースが届きますので、使用に慣れて来たら、1ヶ月分や2ヶ月分まとめてお渡しする事も可能です。

・食事の時はインビザラインを取り外して下さい。

・インビザラインの特徴として、より正確な歯牙移動実現のため、必要に応じて「アタッチメント」（白いプラスチックの突起）の設置を行います。さらに、治療の途中で必要に応じてIPR（歯に影響のない範囲で歯の幅を狭くし、歯が並ぶスペースを作る事）を行います。

・ご自身の管理が治療期間や治療結果に影響する矯正装置ですから、ご理解のうえ装置を使って頂く事が大切です。

●インビザライン上下使用。矯正期間約7ヶ月

前歯部分の反対咬合の改善希望。最初にホワイトニングを行った後矯正開始。右上2番目が矮小歯（元々小さめの歯）だった為、インビザラインにて右上2番の両サイドにわざとスペースが出来るよう並べ、ラミネートベニアを装着する事で、左右バランスの整った自然で綺麗な歯並びに仕上がりました。正中（上前歯と下前歯の真ん中のライン）のずれも改善されました。

矯正前

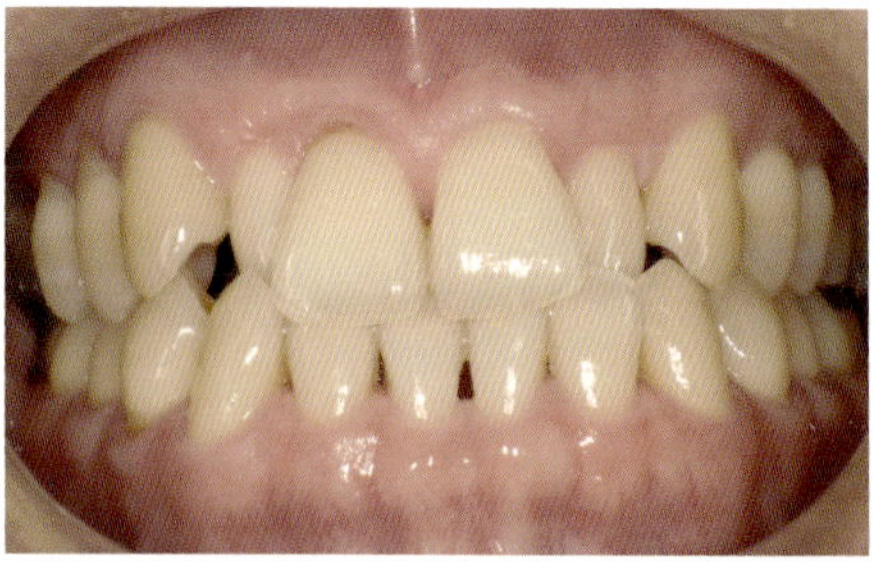

矯正終了

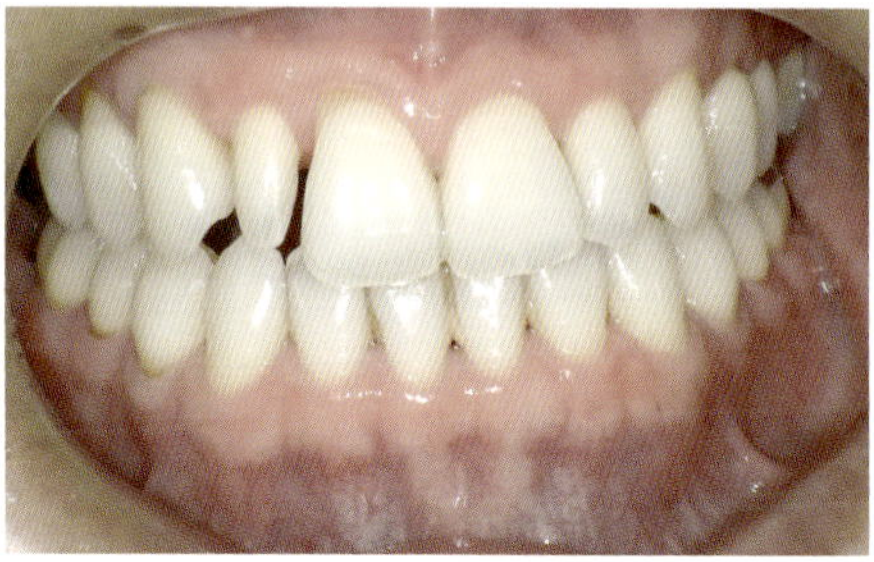

ラミネートベニア装着

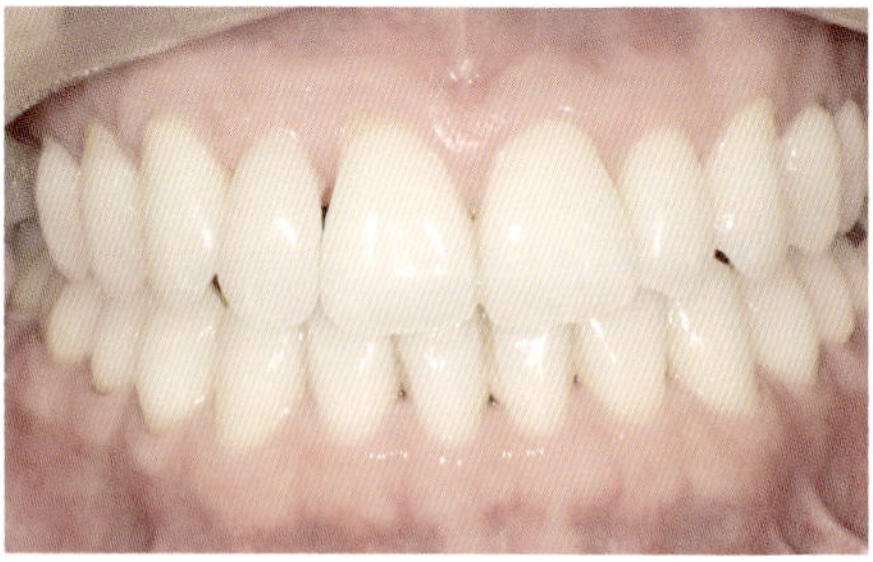

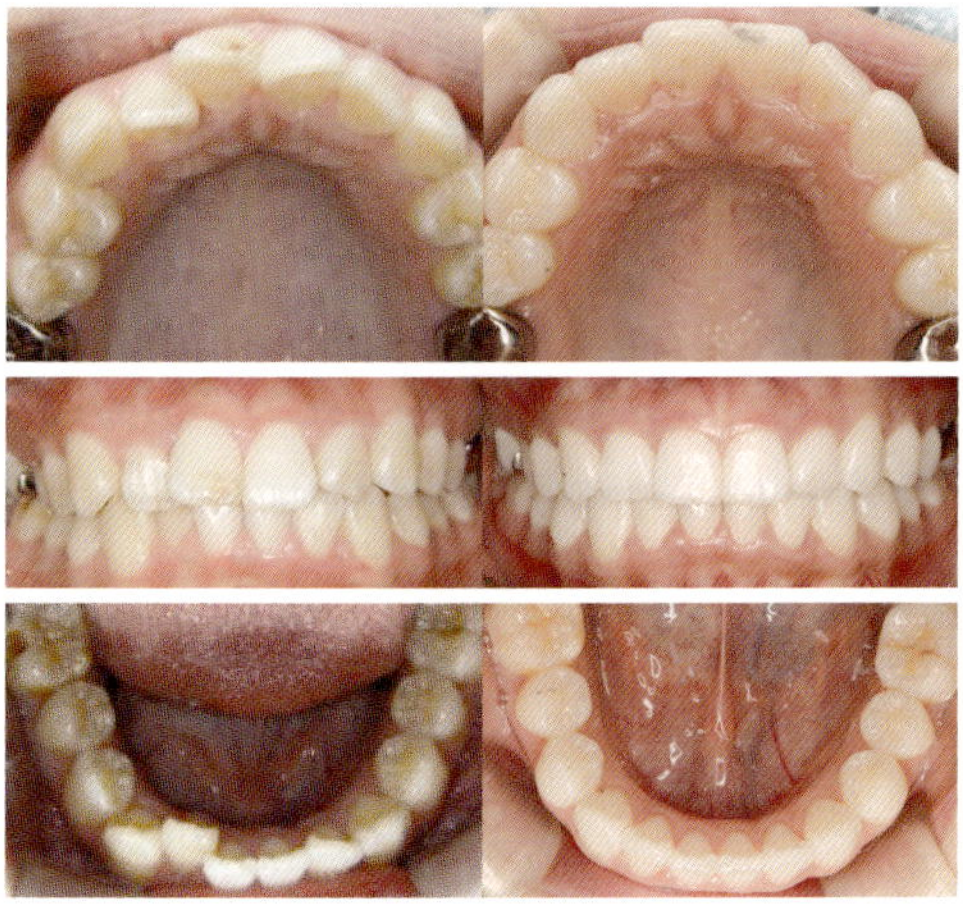

●アソアライナー上下使用。矯正期間約1年

前歯の叢生（重なった歯並び）改善希望。アソアライナーを使用しながらホワイトニングも同時に行った事で、白く美しい歯並びに仕上がっています。途中で、虫歯治療も行ないました。

CHAPTER Ⅲ

歯茎の悩みはこれですべて解消！

【治療編（ガミースマイルは除く）】

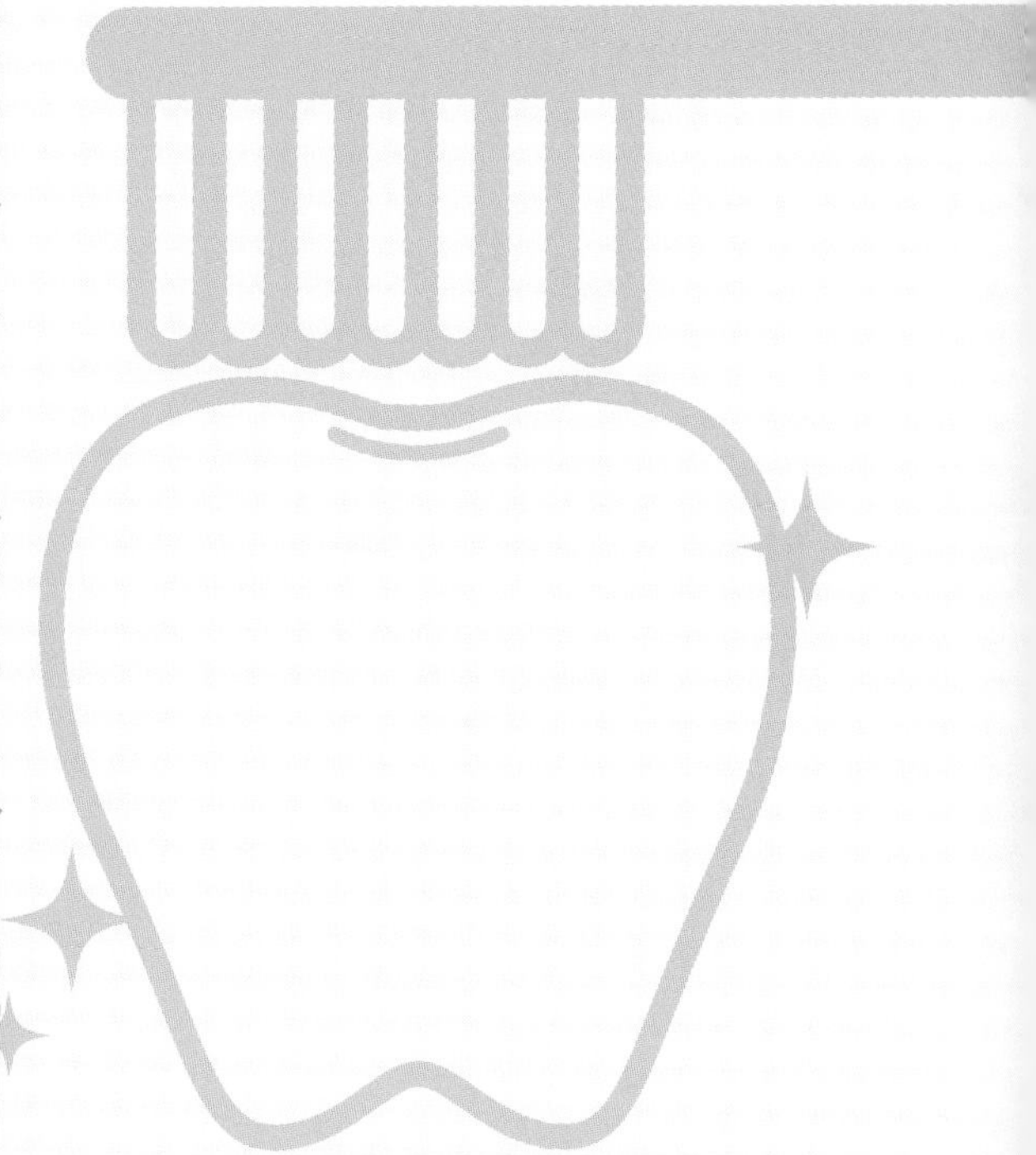

【症例1】

歯肉の黒ずみを2週間で解消！

【施術のポイント】

みなさんも自分の歯茎が黒ずんでいると思ったことがありませんか？　タバコの影響でメラニンが沈着してしまったケースが多く見られます。

ただ心配はいりません。お薬を少し塗って、2～3日待てば元通りの健康的なピンクの歯茎に戻ります。程度によって、2～3回必要なこともあります。

歯の美しさは、周りの歯茎の健康的な色により映えるものです。

【治療方法】

・ガム・ピーリング

【治療期間】

・2週間

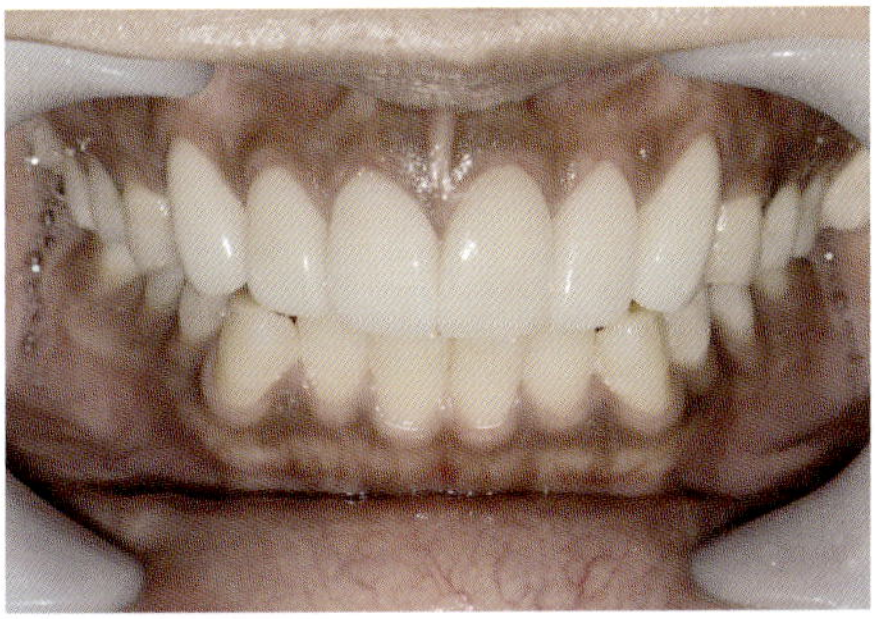

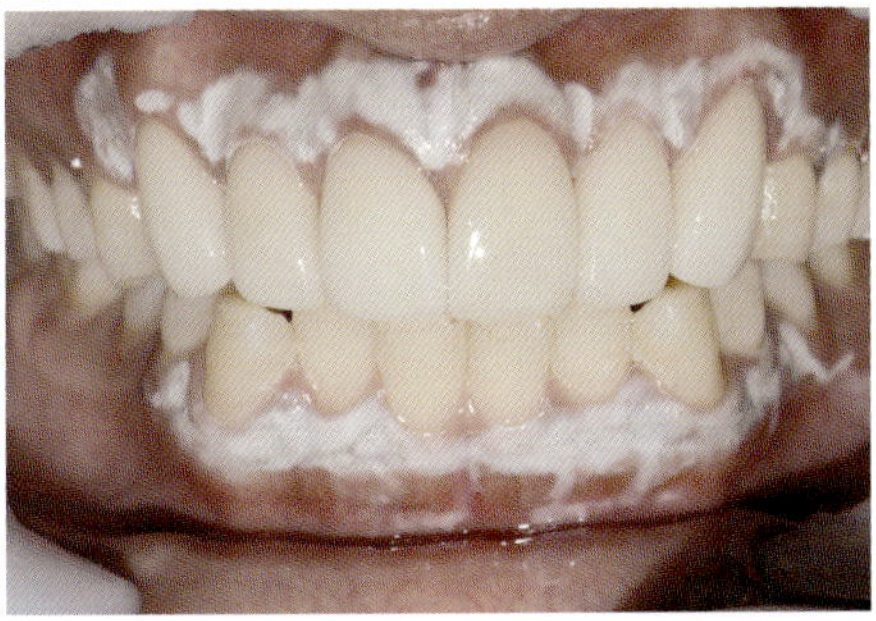

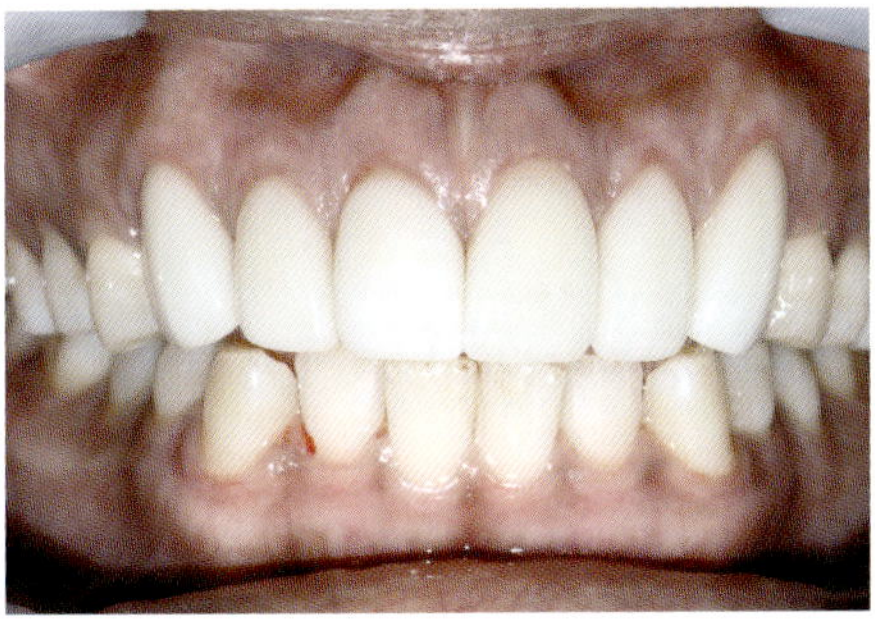

［症例2］歯茎の黒いラインがずっと気になっていました

【施術のポイント】

今まで何回も繰り返し治療を受けられていて、被せ物がガタガタになっていました。歯周病にもなっていて、歯肉が下がっていたのでまずは原因の解決から始めました。期間はかかりましたが、見違えるお口の状態です。

最初にゴールがあり、そこに着実に進んでいく綿密な治療計画がなせる業です。

【治療方法】

・オールセラミック×6本

・オールセラミック奥歯×12本

【治療期間】

・約2年

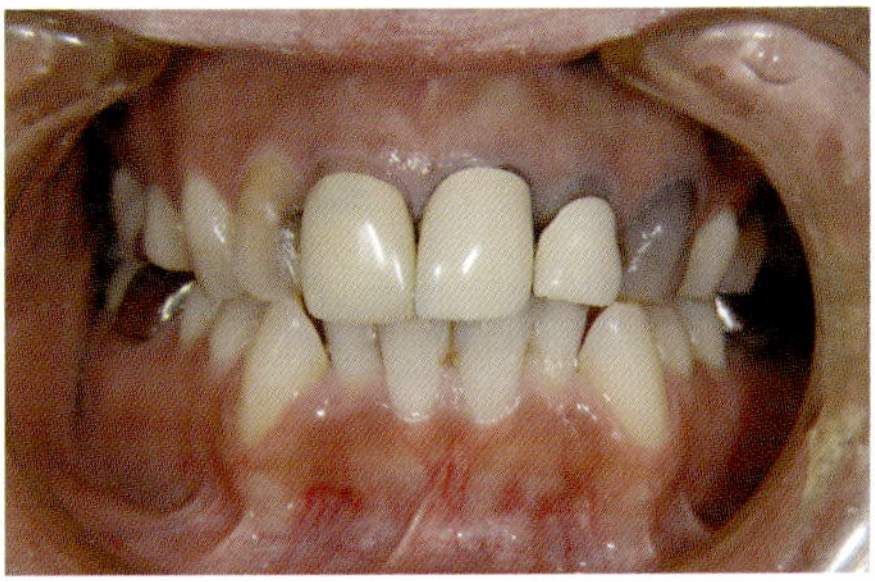

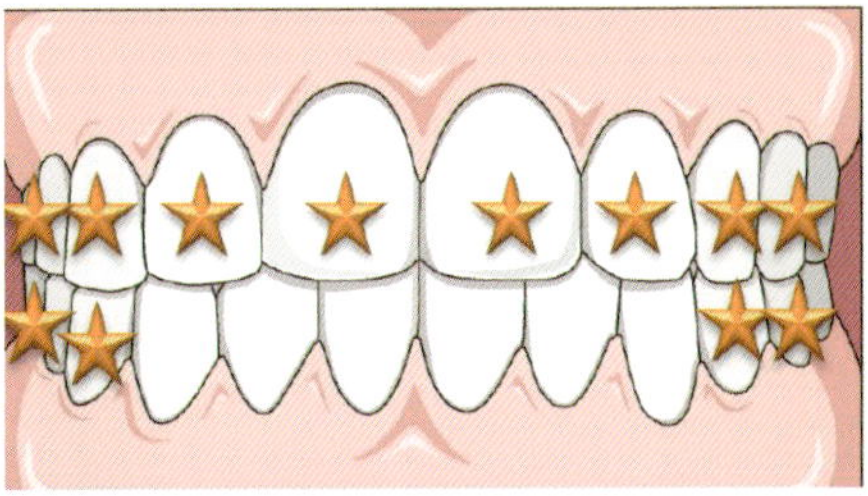

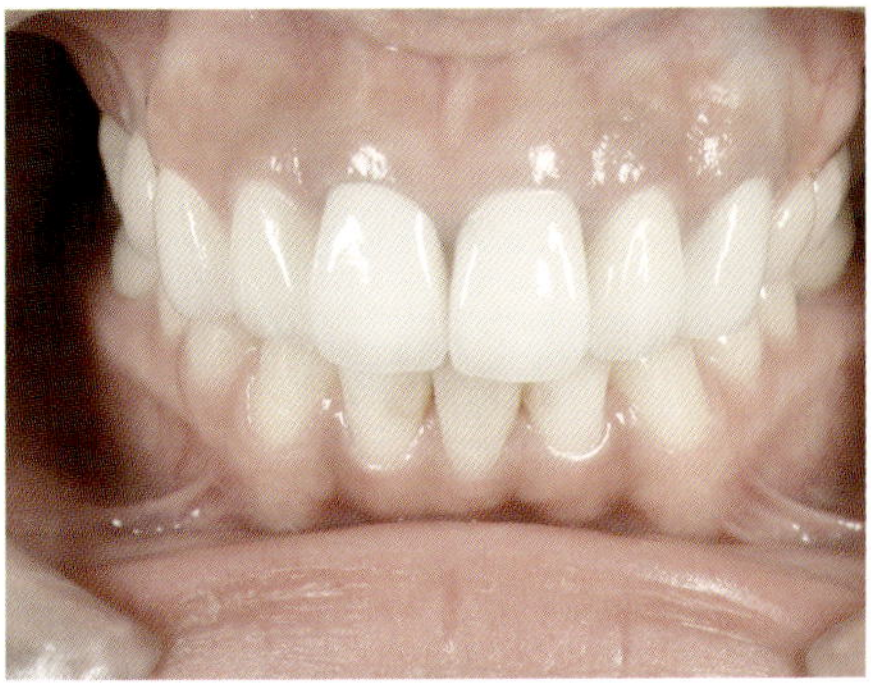

【症例3】

前歯をぶつけたときはもうダメだと思いました

【施術のポイント】

転倒をして歯が脱臼していました。骨も無くなっているため、インプラントもできない状態でした。時間はかかりましたが、形成手術を2回行い、歯肉のボリュームを回復してオールセラミックブリッジで治しています。

【治療方法】

・オールセラミックブリッジ×3本

・歯肉の移植術

・ホワイトニング

【治療期間】

・約1年

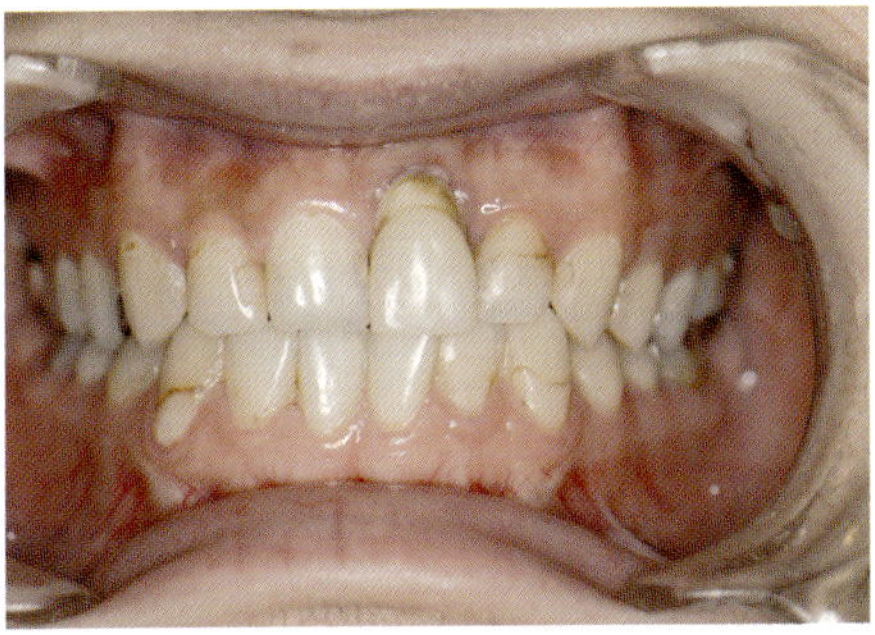

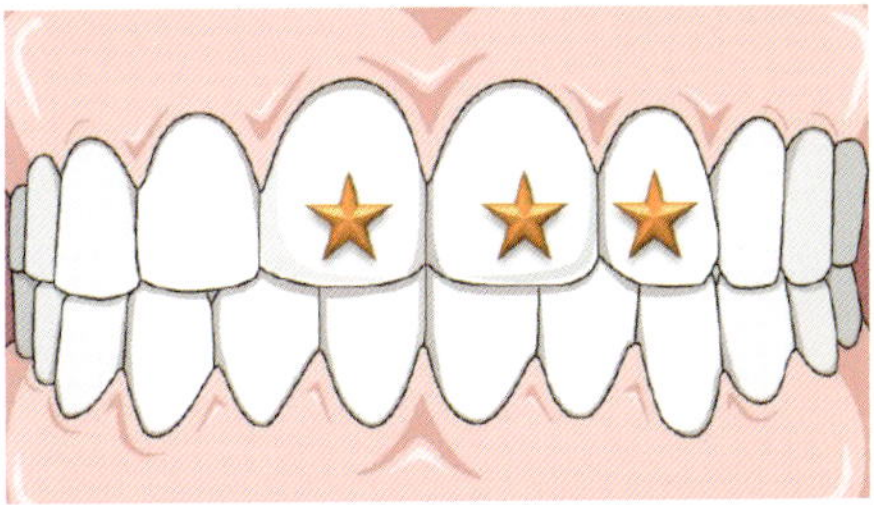

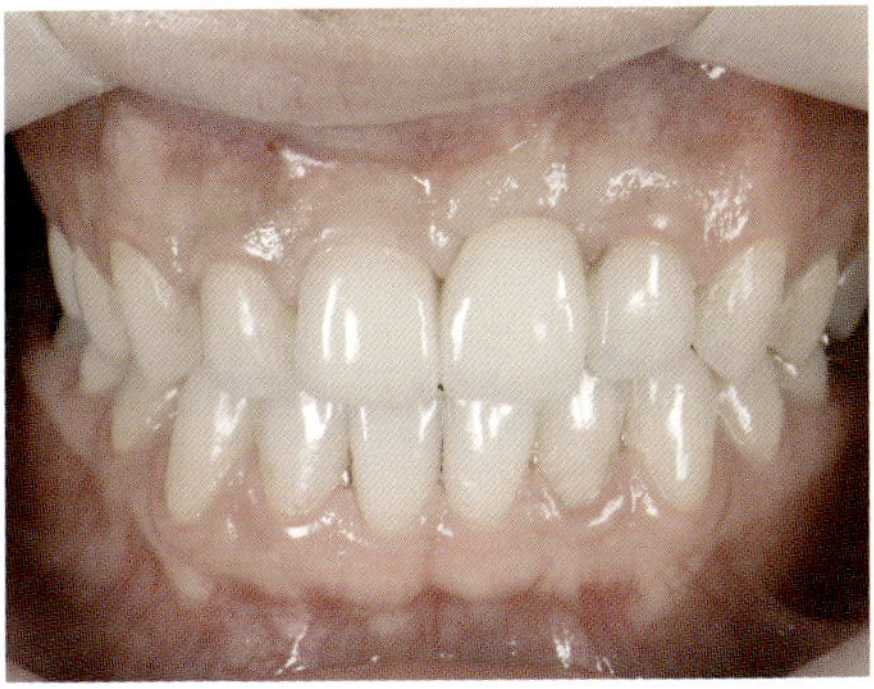

＊歯肉の移植

歯肉移植術としてポピュラーな治療法には2種類あります。1つがＣＴＧ（結合組織移植術）です。歯肉が痩せて薄くなっている場合や抜歯後の陥没などがある場合は、この治療法が選択されることが多いです。

もう1つがＦＧＧ（遊離歯肉移植術）と呼ばれ、歯の周囲の歯肉が少ない、薄いような場合に選ばれる治療法です。

［主な特徴］

●笑ったときに美しいライン
●局所麻酔でできる
●術後の腫れも少ない
●きれいな色の歯肉が回復

［症例4］
メスを入れずに口唇ボリュームアップ！

【施術のポイント】

こちらは、唇が薄いという悩みです。唇が薄いと、相手にどこか寂しげな印象を与えますし、口唇は加齢とともに薄くなっていくものなので、老けた印象にもなります。唇の形は、顔立ち全体の印象も大きく左右するので、気にされる方も多いのでしょう。

そこでよく行われるのが、ヒアルロン酸の注入です。メスを使う必要がなく、施術にかかる時間も短いため、比較的手軽に行うことができます。

【治療方法】

・ヒアルロン酸

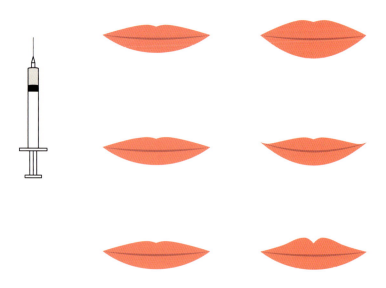

CHAPTER Ⅳ

ガミースマイルはこれですべて解消！
【治療編（歯茎・唇の悩みも含む）】

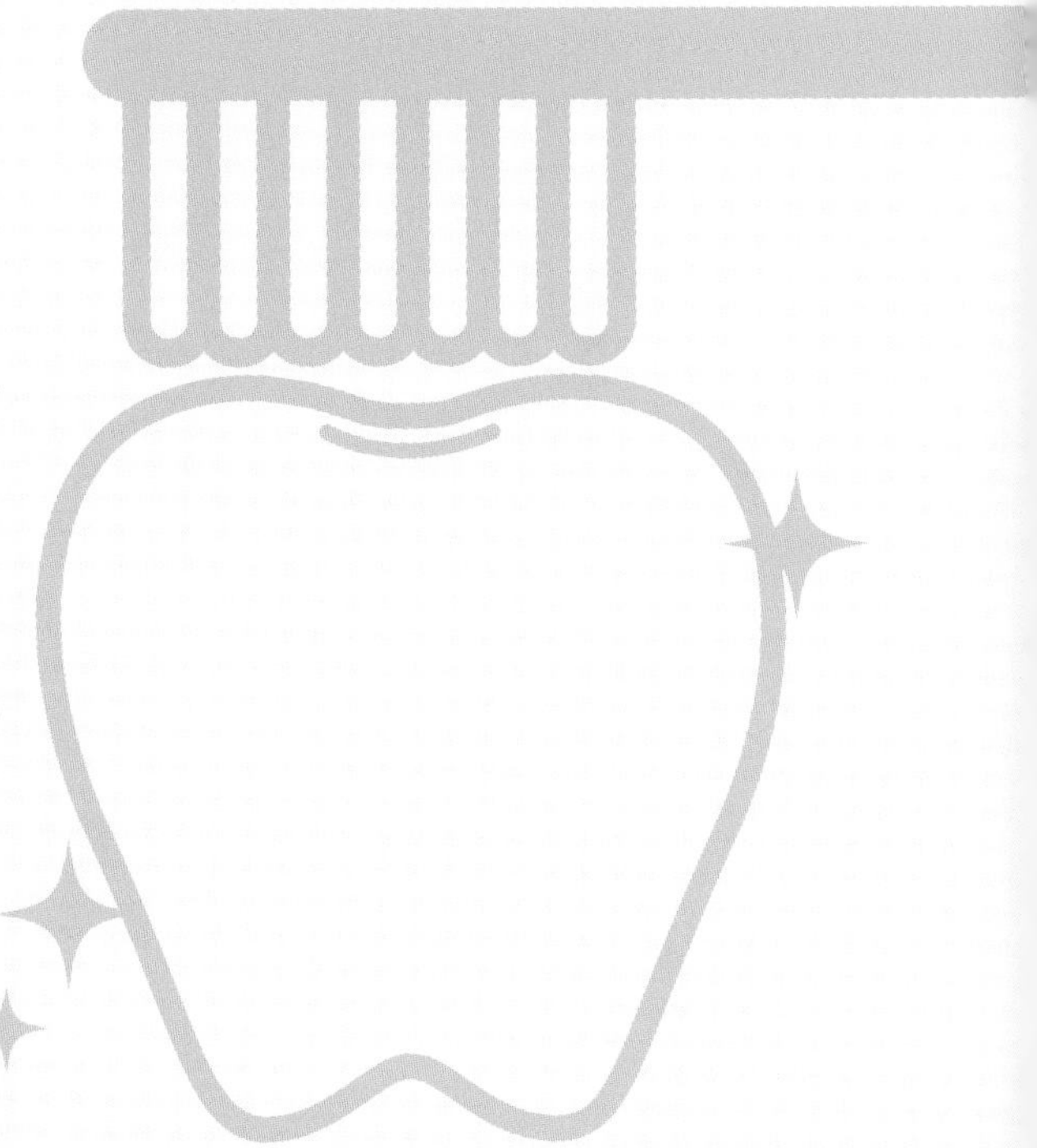

ガミーになってしまう3要因

さてこの章で、私の得意分野であり、今、一番力を入れて取り組んでいるガミースマイルの治療法についてお話しておこうと思います。

ガミースマイル、いわゆる笑うと歯茎が見えてしまうケースはいろいろな要因があります。1つの原因を治療すれば治る場合もありますが、複雑にいくつかの原因が重なっていることもありますので、人によってその治療法は違ってきます。

口元の悩みには「歯」「歯茎（歯肉）」「唇」があると最初にお話ししましたが、そのどれもが原因になる可能性があると言えます。特に「唇」の悩みはそのほとんどがガミースマイル関連なので、ここではあえて「唇」の治療法とはせずに、ガミースマイルの治療法と合わせて解説させていただきます。

ガミースマイルになる要因は3つ考えられます。次の81ページのイラストをご覧ください。そこに原因となる3要因が図解してあります。

いくつかの治療方法のオプションを選択することで、これらの要因を解消し、きれいな笑顔をつくることができます。それぞれを単独で治したり、それらのいくつかを組み合わせて治療し、きれいな笑顔をつくります。

例えば、リップラインが上がりすぎた方を治すときには「上唇粘膜切除術」と「Botox」の選択肢があります。次のページにそれらをまとめたものを載せておきましたので、参考にしてください。

「Botox」とは筋肉と神経の結合部に作用し、局所的に筋肉の動きを弱めます。表情じわなどを治すときによく使われるものです。このようないくつかの方法をその人の適性に合わせて使い、治療していきます。

また審美治療をするときには、必ずその治療のシミュレーションを行いま

ガミーの3要因

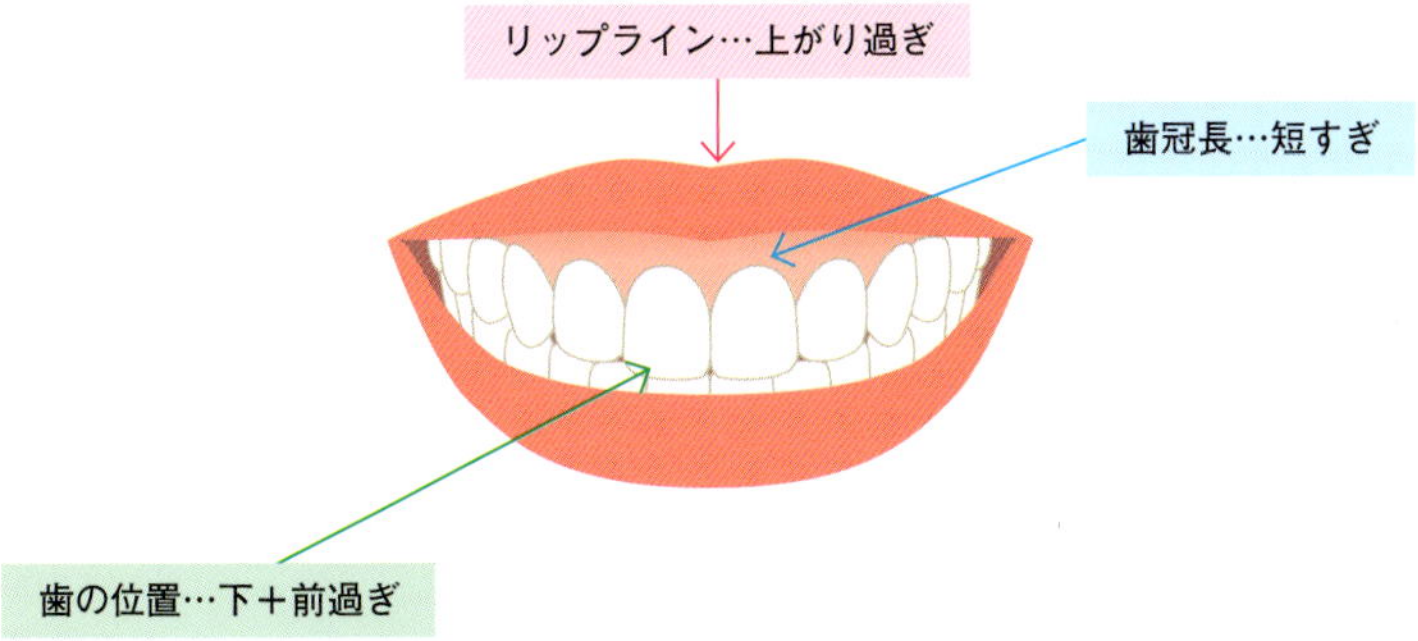

治療方法のオプション

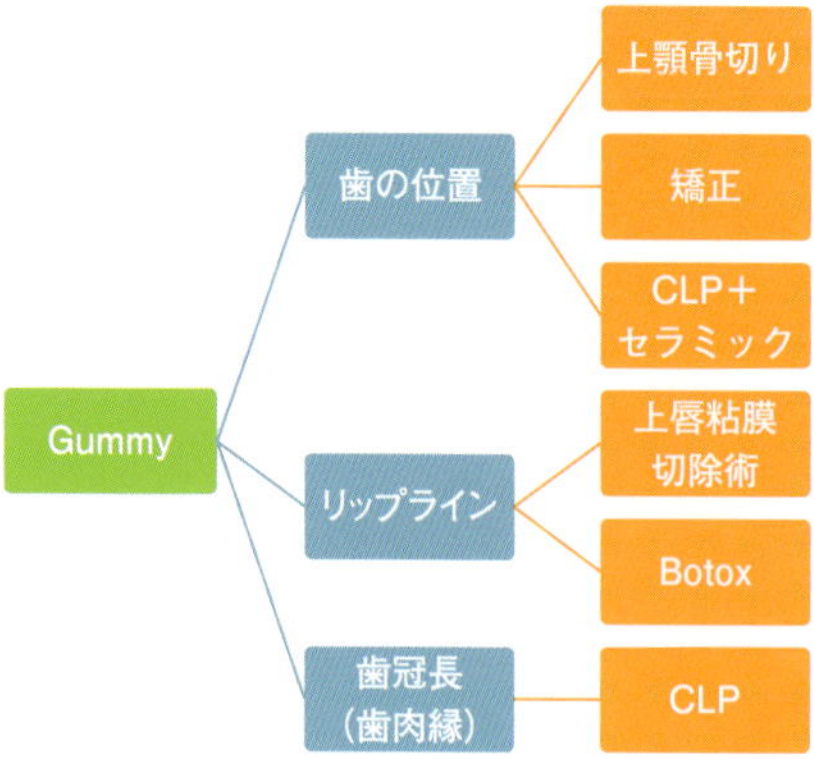

す。この治療法で行った場合、その結果はどうなるか。それを実際に治療する前にシミュレーションをして見てもらい、きちんと理解・納得してもらってから治療に進みます。

例として、1人の方を3つの治療法で治療したケースの写真を載せておきましたのでご覧ください。

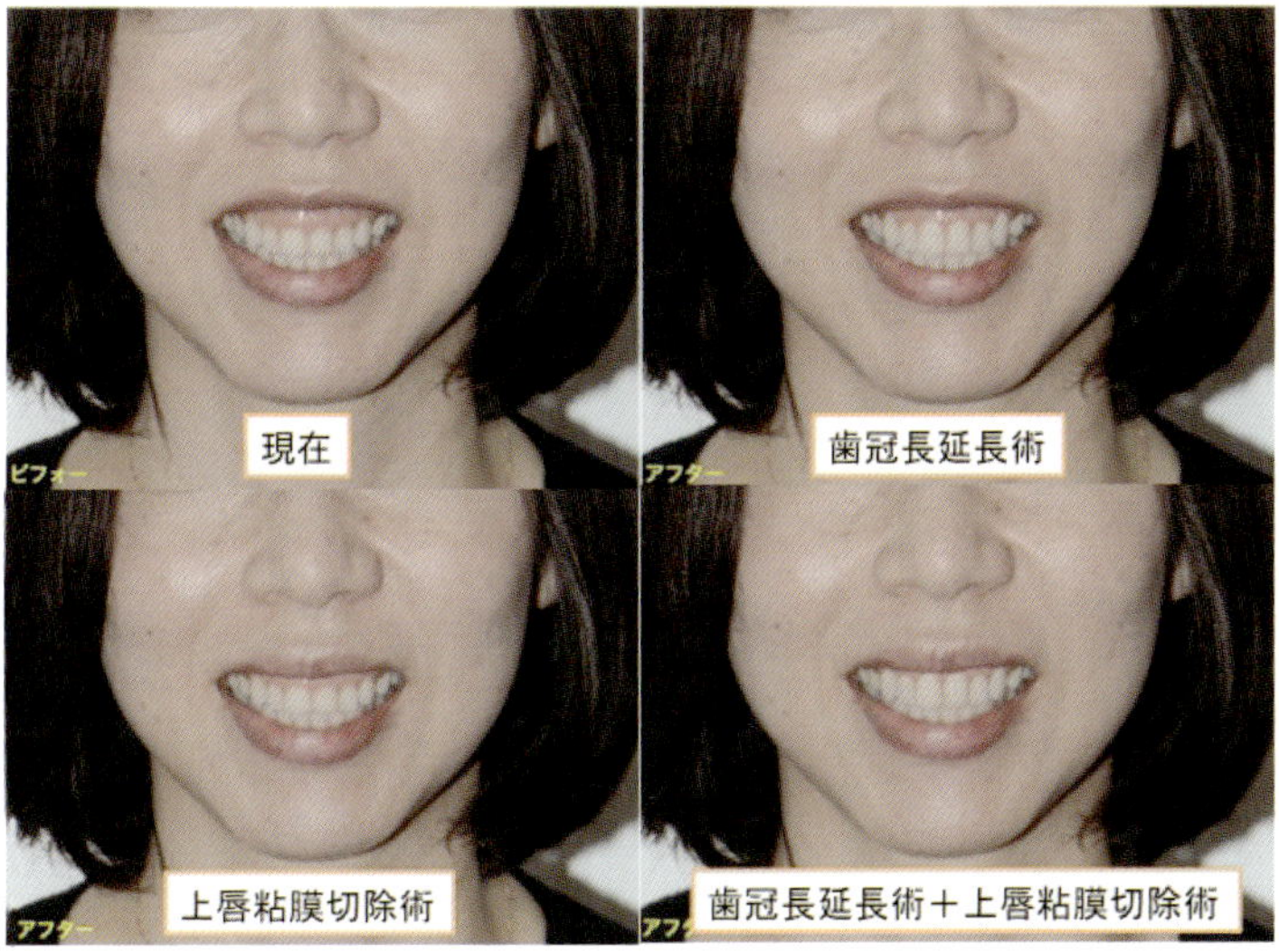
ビフォー
現在
アフター
歯冠長延長術
アフター
上唇粘膜切除術
歯冠長延長術＋上唇粘膜切除術

【症例1】

歯冠長延長術（CLP）

前歯の平均的な歯冠長

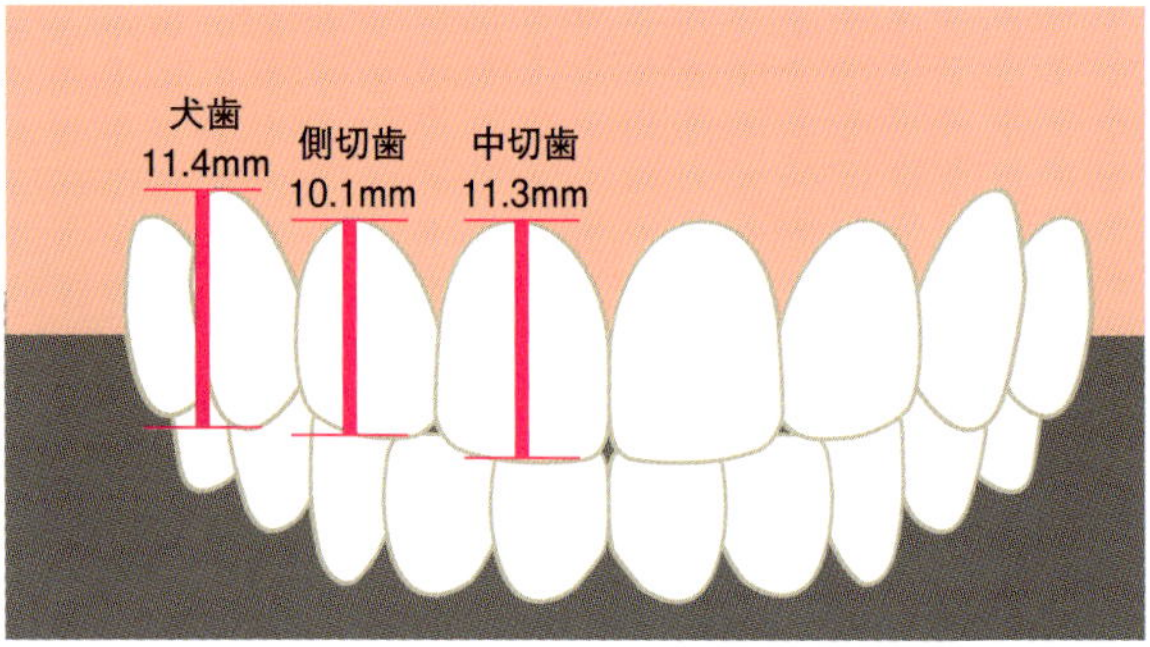

それでは個々の治療法をご紹介していきましょう。最初は歯冠長延長術です。これは前歯の長さが短く、そのため笑うと歯肉が剥き出しになる方の治療法です。バランスの取れない歯の長さを長くすることでバランスを整えて行きます。

個々の治療例を見ていただく前に、前歯が露出している長さの平均的な数値を示しておきました。この長さが短い場合、それを長くしてガミースマイルにならないように調整します。

84ページと85ページに、前歯の平均的な歯冠長の長さとそれをどのようにして治療するのか、そして、それを写真に撮ったものを掲載しておきました。それぞれを比較してみるとその違いがよくわかると思います。

またこのページの下にはとてもきれいな笑顔になった女性の口元の写真も載せておきました。これほど違うのかと思うほど素晴らしい口元になっていますね。

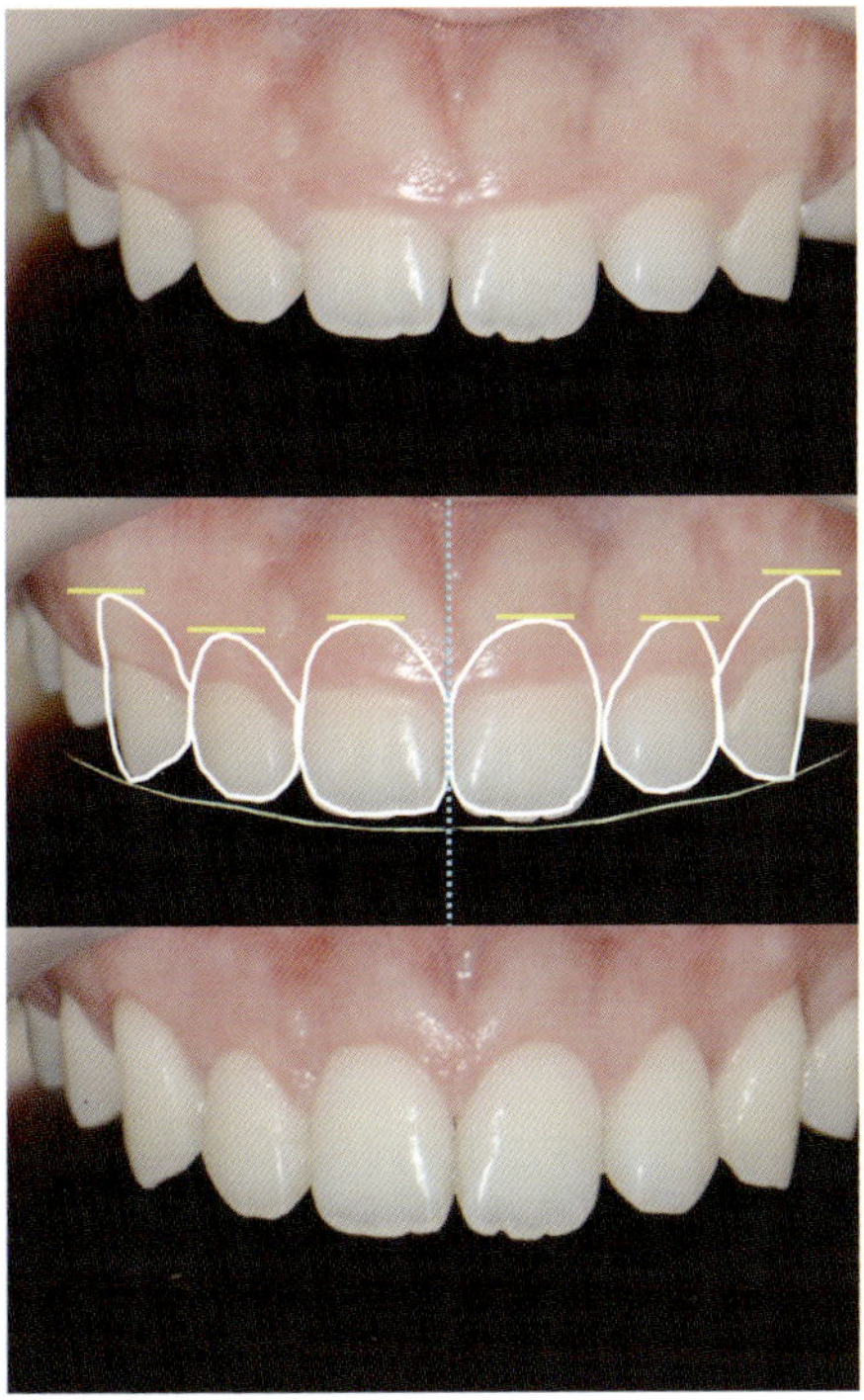

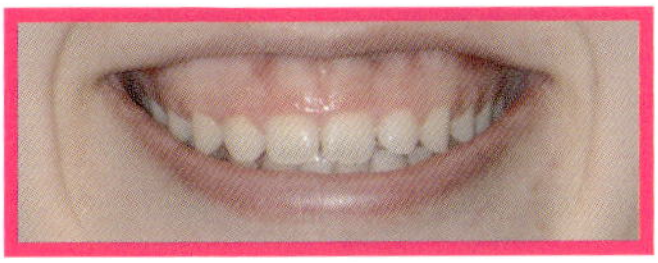

Before

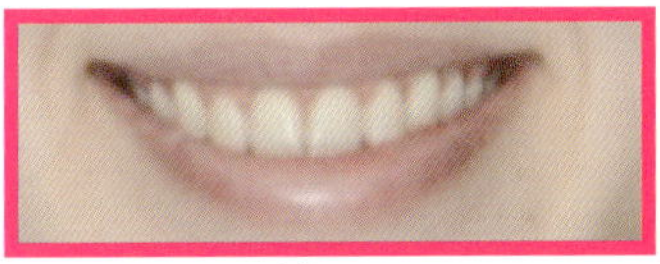

After

【症例2】上唇粘膜切除術

これはリップラインを調整して、歯茎の見える部分を少なくする治療法です。上唇の内側と歯茎の粘膜を摘除します。それを密着させて縫合し、歯茎の露出範囲を少なくしてきれいな笑顔にします。

詳しくは次の87ページのイラストをご覧ください。上唇と歯茎の粘膜の切り取る部分がわかると思います。それを密着させて縫い合わせ、歯茎の露出範囲を狭くします。

イラストと同時に実際の術前と手術直後の写真、そして術後2週間後の写真も掲載しておきました。

それがもう少し経つと完全に痕がわからなくなり、きれいな仕上がりになります。これもとても素晴らしい笑顔の口元ですね。

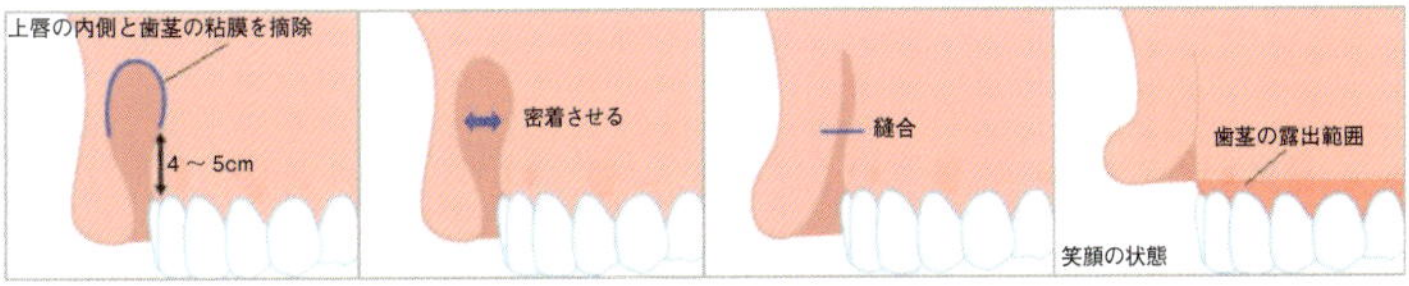

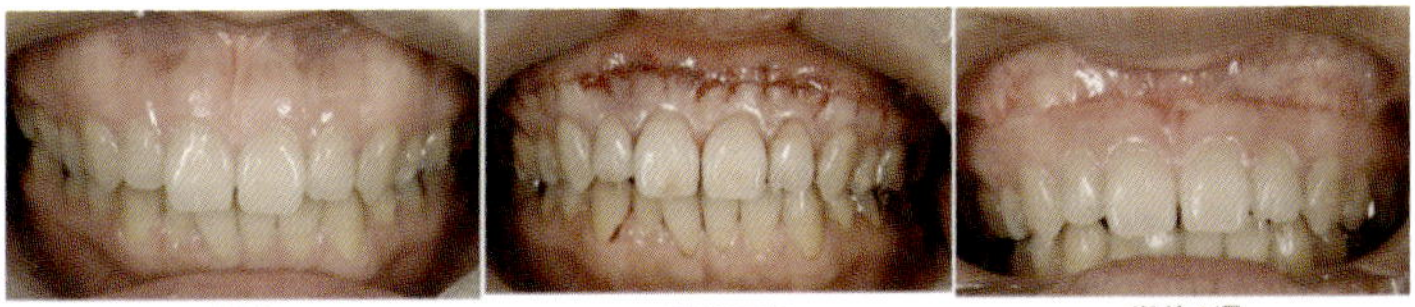

術前　手術直後　術後2週

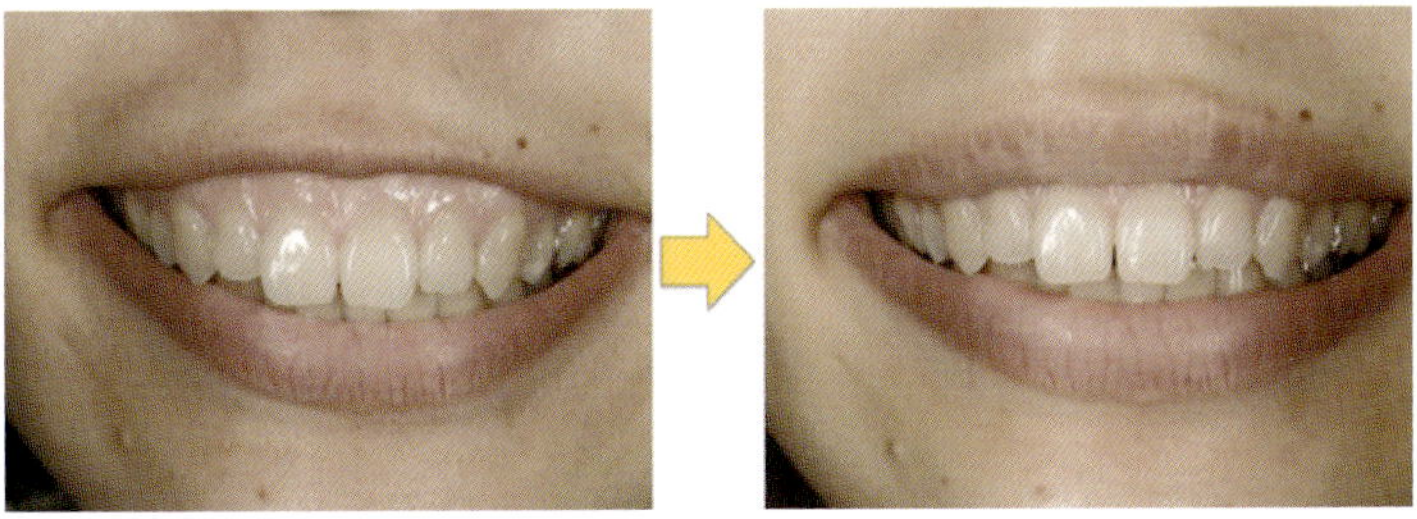

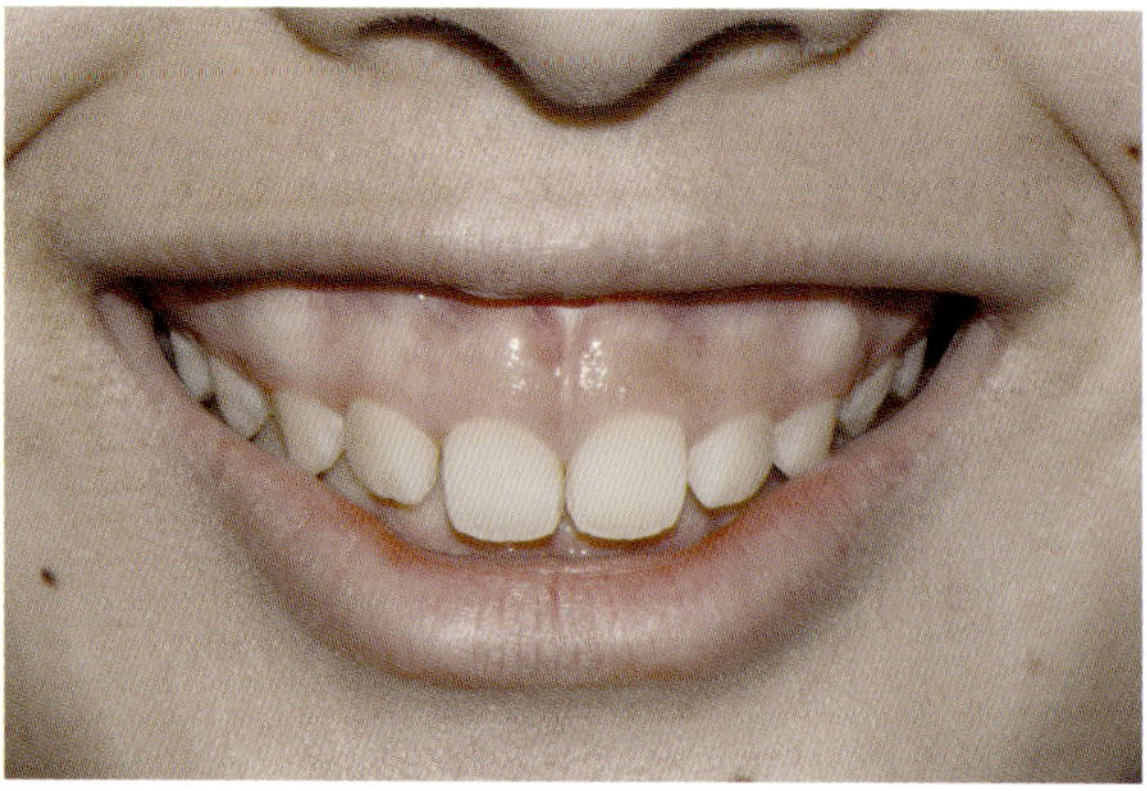

【症例3】

歯冠長延長術（CLP）＋上唇粘膜切除術

今度の方は、先ほどの症例1と症例2を組み合わせて治療した例です。歯冠長延長術で前歯を長くした後、リップラインを下げるために上唇と歯茎を切り取って縫合し、歯茎が見える範囲を少なくします。

今回は、ビフォーとアフターの写真だけでなく、ビフォーのときの歯茎の状態の写真も上に載せてあります。かなり歯茎の部分が露出しているのがおわかりいただけると思います。

このような方には歯冠長延長術と上唇粘膜切除術の両方を行って、きれいな口元になるようにします。

結果はいかがですか。とてもきれいな笑顔の口元になっていると思いますよ。

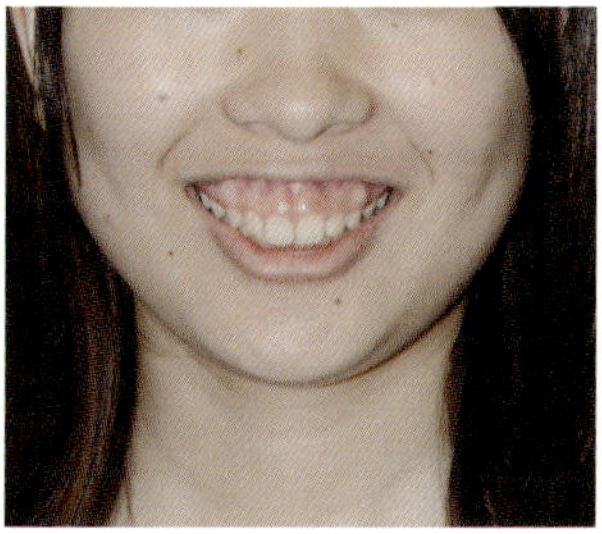
ビフォー

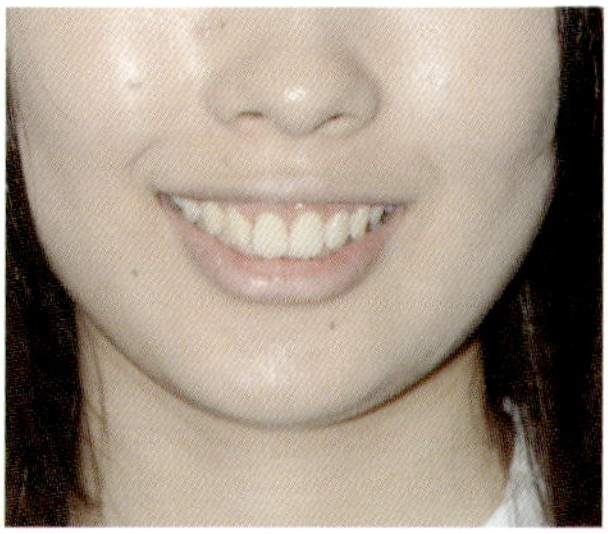
アフター

今日はありがとうございました！
いつもいつもスタッフさんは優しく丁寧で可愛いし
院長先生はゴッドハンドだし
歯医者さんというかエステサロンかよ、ぐらい素晴らしい対応で
毎度毎度、通うのが楽しみです。
本当にありがとうございます。

つい先日、私事ですが結婚式がありました。
ガミースマイルをなくして、歯も綺麗にしたおかげで
お嫁さん美人ね～とたくさん言われて
超ハッピーでした！

仕事柄、人前で話す機会も多く
顔、そして歯はとても大事で
いつか治したいと思っていました。

勇気を出して治して本当に良かったです。
怖かったけど、優しく丁寧な院長先生をはじめ
支えてくれるスタッフの皆さんのおかげで
私、人生が変わりました！

周りの人からも
整形した!? って言われるくらい
笑顔も増え、自信が出て、印象がかなり変わったみたいです。

オーラルビューティークリニックの皆様
本当に本当にありがとうございます。

これからもどうぞ、よろしくお願いいたします！

少しだけですが写真送らせて頂きます。

ガミースマイルの人のちょっとした勇気になりますように､､､
本当にありがとうございました～!!

［症例４］

歯冠長延長術（ＣＬＰ）＋セラミック治療

４番目の方は歯冠長延長術をした後に、さらに歯を美しく見せるためにセラミックの治療を施してあります。

そこで私たちが患者さんに、より治療後の状態がわかるように作成しているWax Upというものをご紹介したいと思います。

これは治療後の最終的な歯の状態をいわば模型にしたものです。これを見て納得していただき、治療へと進みます。このようなプロセスを踏むことで患者さんのご心配も消え、スムーズな治療が行えます。

見本として、91ページに患者さんのWax Upの写真を載せておきました。それを目標に歯冠長延長術を行い、そこにセラミック治療を加えて完成した写真が92ページにあります。

とてもきれいな前歯になっていることがおわかりいただけると思います。

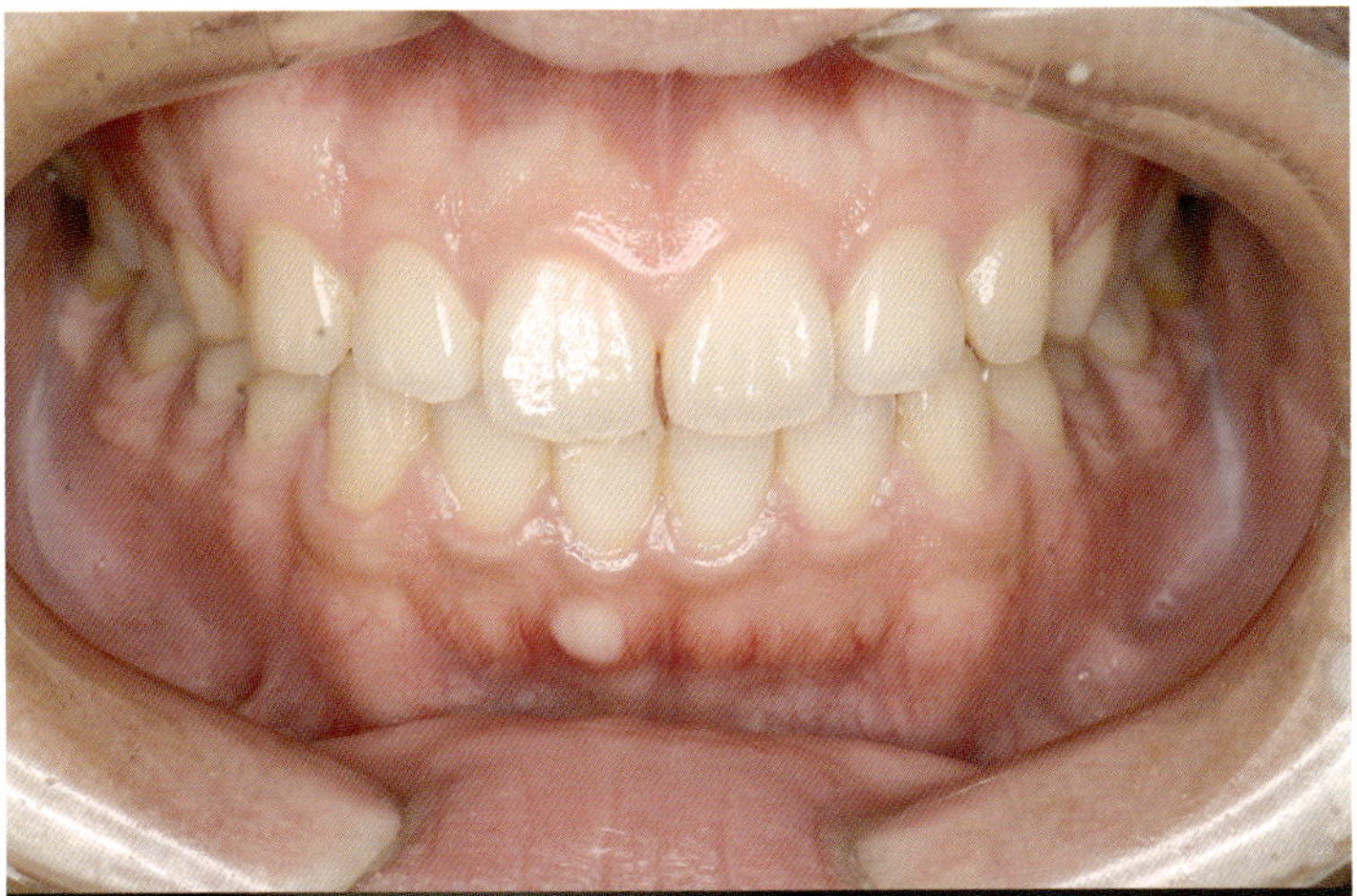

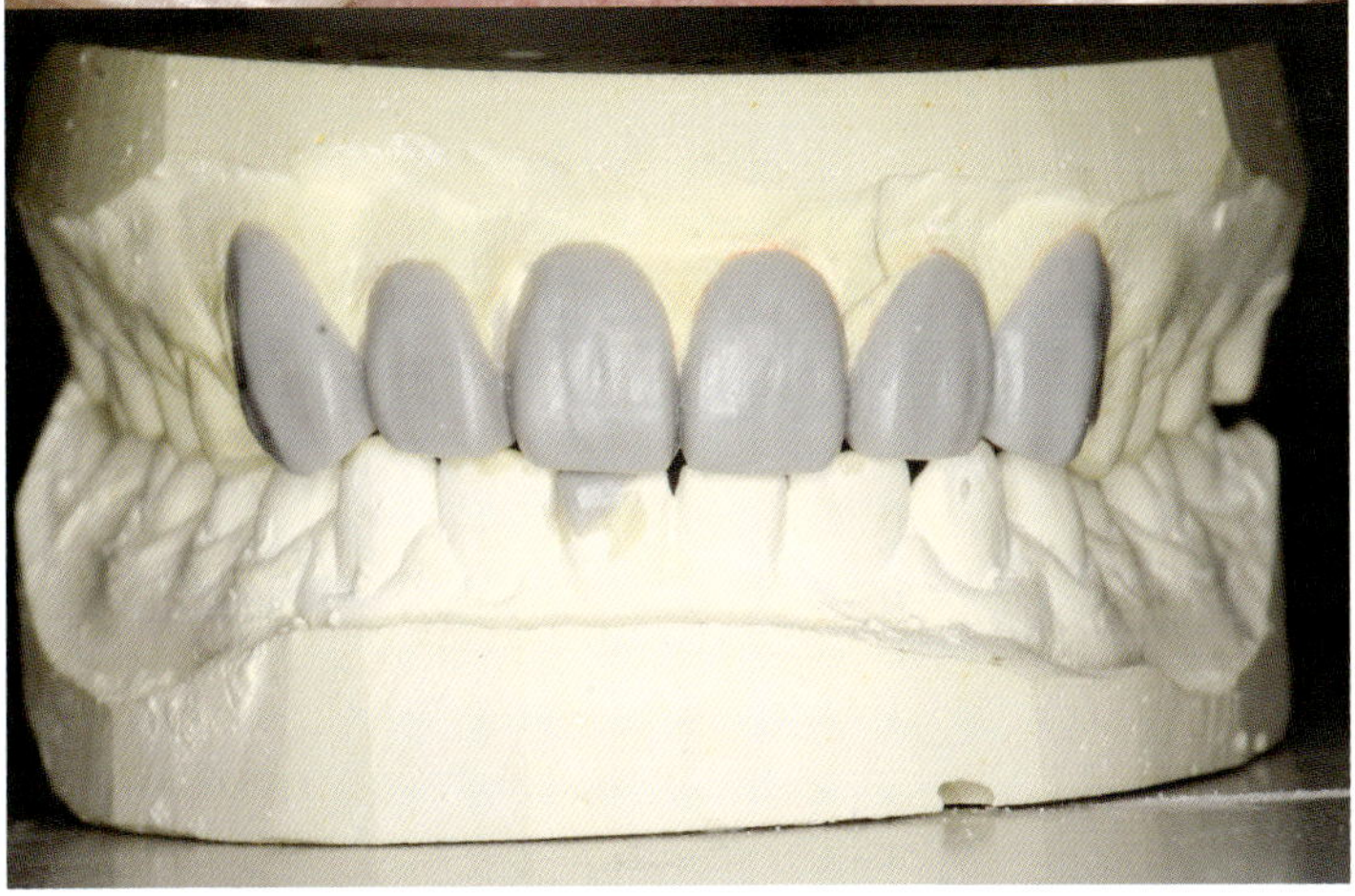

91 CHAPTER Ⅳ ガミースマイルはこれですべて解消！［治療編（歯茎・唇の悩みも含む）］

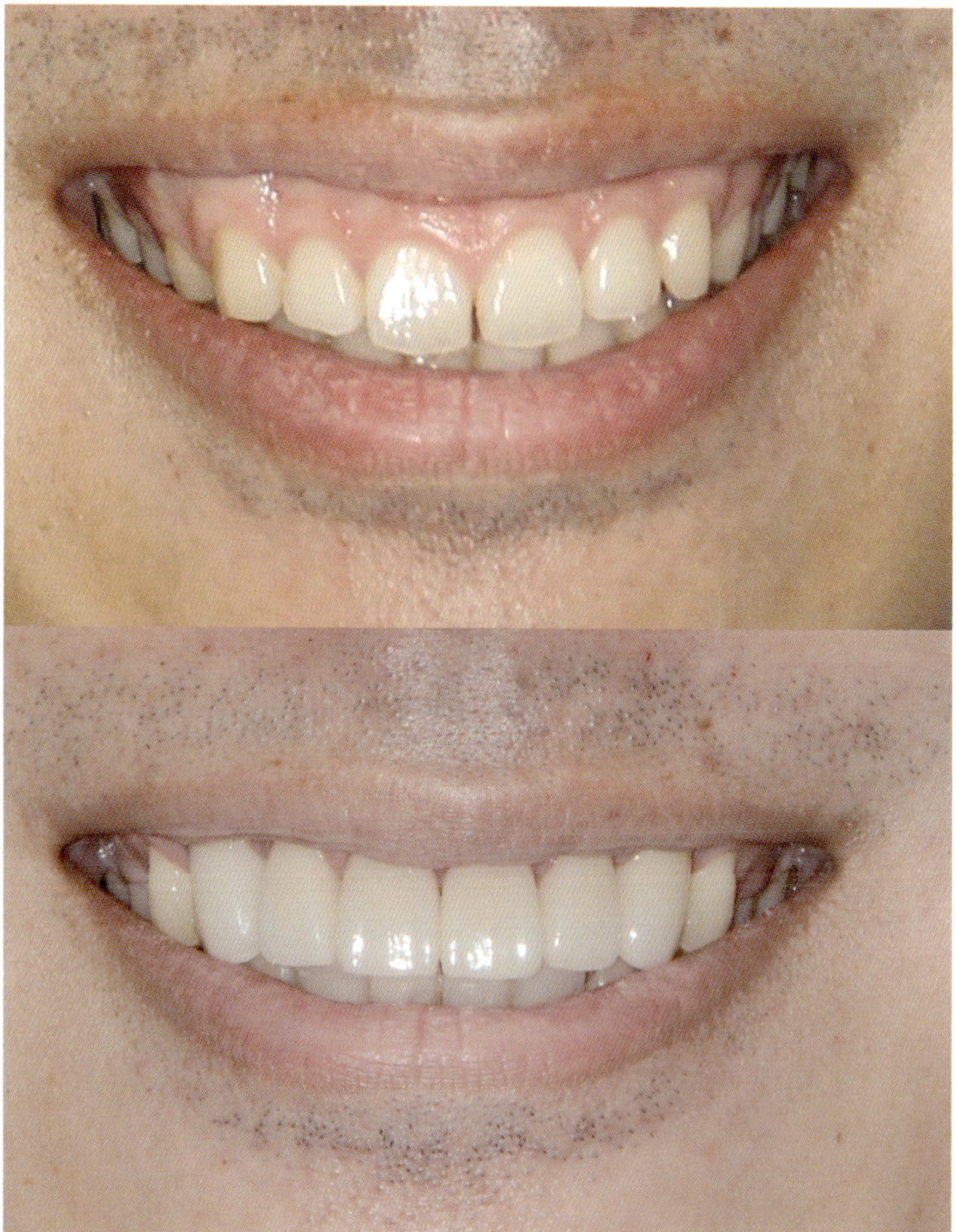

園延院長、スタッフの皆様

9月に手術をしていただきありがとうございました。

不安だらけでしたがみなさんが丁寧に接してくださり安心して手術を受ける事が出来ました。

キレイな院内もとてもリラックス出来ます。

手術から2カ月たちますが今現在、仕上がりにとても満足しています。

笑う時に手でかくしたりせず堂々と笑えます。

本当にありがとうございました。


岩手のミニトマト、冷やすとスイーツのように甘いのでぜひ食べてみて下さい。

［症例5］

歯冠長延長術（CLP）＋セラミック治療

この方は、ご自分の口元のコンプレックスで、一時期は生きる希望を失っていました。

最初に、お母様と一緒に来られて、「娘が引きこもりで、一生私が面倒を見ないといけないかもしれない……」と本人だけでなく家族の問題になっていました。手術は怖かったけど、シミュレーションを見てやろう。人生をやり直そう！と決心されたようです。

歯冠長延長術をした後に、歯の位置を上にあげて、さらに歯を長くするセラミック治療をしました。全く神経を犠牲にしていません。

ガミースマイルの治療を受けてから、本当に人が変わったように明るくなりました。

きっと、この方の人生は大きく変わったのだと思います。

今でもお母様と一緒にホワイトニングに通って頂いております。

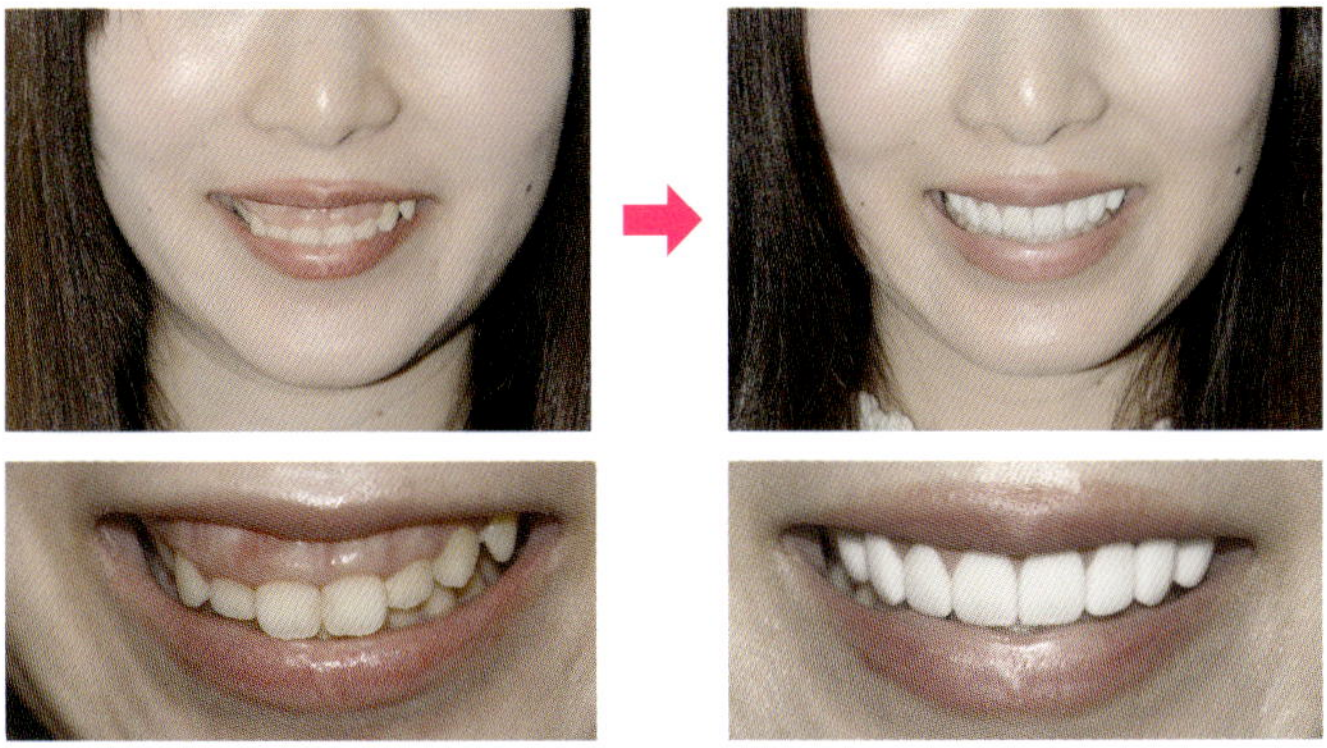

ガミー手術を受けられて

お名

治療を受ける前のお気持ちなど

鏡を見るのもすごく辛く、友達とお出かけをしても
写真を撮ることも苦痛でした。
お話をしてても口元が気になって
不自然な笑い方しかできず
『たのしくないの?』といわれてしまい精神的にきつかったです。
大袈裟かもしれませんが、
口元のせいで
死にたい時期もありました。

治療を受けてから変わったこと

笑うことが多くなりました。バイトもはじめることができました。
口元をきにしないで生活できるなんて夢にも思っていなかったです。
いつでも笑顔で過ごすことができてしあわせです。
人生まで楽しくなり、前向きになれた気がします。
あとは、歯に対する意識がかわりました!!

他、ご感想がございましたらご記入ください

院長先生のおかげで人生かわりました。
毎日楽しくてしあわせな日々が過ごせてます。
感謝してもしきれないです!!
本当にキレイな口元に手術してくださって
ありがとうございました。
これらもよろしくおねがいします!

CHAPTER V

あなたの笑顔をもっと美しくする ぜひとも実践してほしい毎日のケア

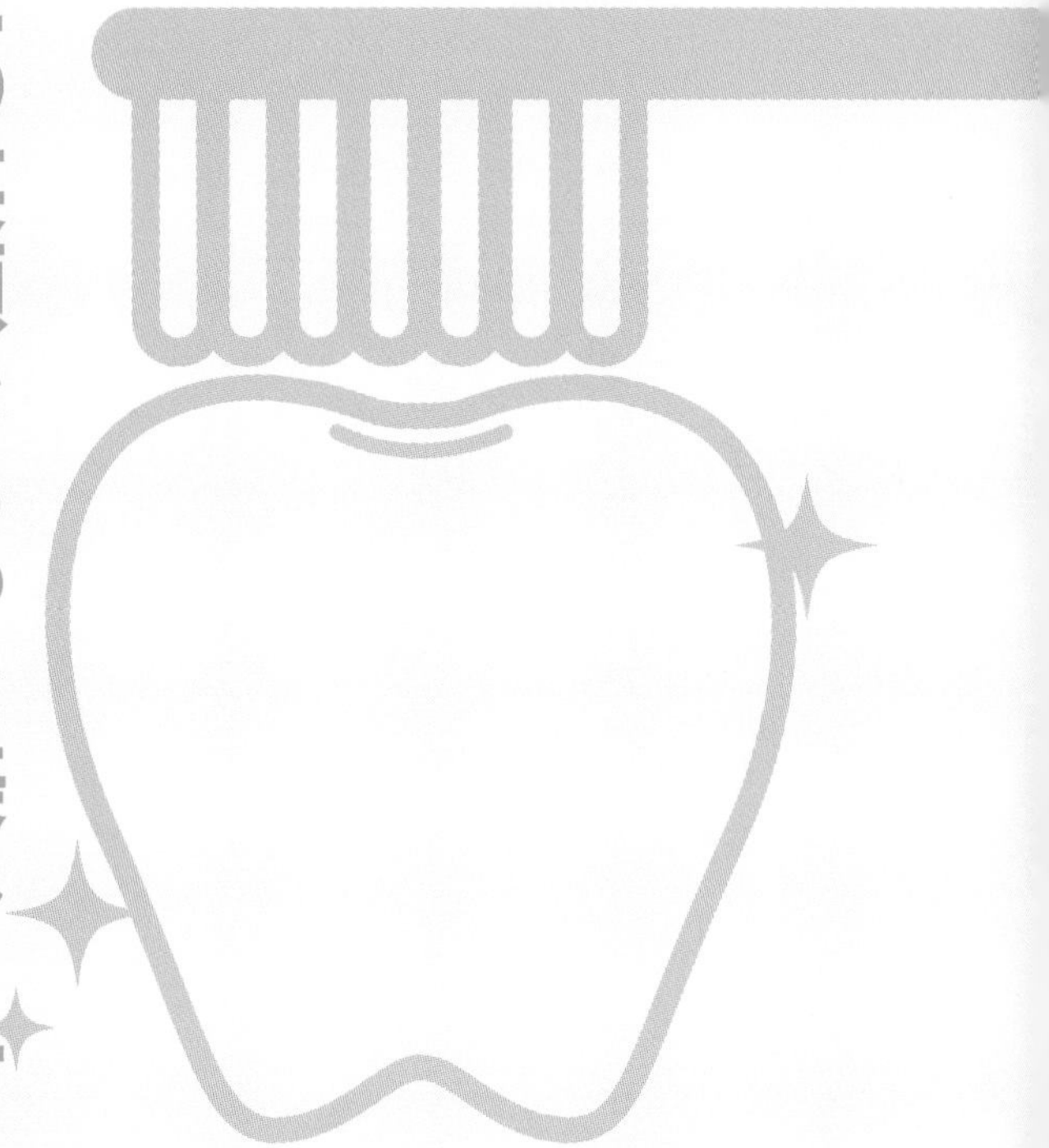

スマイルエステで最高の笑顔美人に

審美歯科で歯をきれいにしたら、素敵な笑顔でその歯を最大限に見せたいですよね。そこで有効なのが「スマイルエステ」。表情筋のトレーニングを意識的に行うことで、最高の笑顔を作ることができるのです。特に、長年口元にコンプレックスを持っていた方は、歯や歯茎を見せないように笑う習慣がついており、表情筋が衰えていて、せっかくきれいな歯になってもうまく笑えない……なんてことになりがち。私自身、昔はガミースマイルにコンプレックスがあり、上唇が上がらないよう下の歯を見せて笑うような癖がありました。でも、表情筋は筋肉なので、身体と同様、鍛えれば思い通りに動かすことが可能になるのです！

トレーニング方法は後ほどご紹介するとして、今一度、笑顔の大切さについて考えてみたいと思います。

「メラビアンの法則」はご存知でしょうか？　心理学で有名な法則なのですが、人が初めて会った時に何が一番印象に残っているかを調査したものです。

それによりますと、第一印象で強く残っている順番は次のようになっています。

①視覚（表情・服装・ヘアメイク）→55%
②感触（声のトーン・香り）→38%
③話の内容・性格→7%

この結果をご覧になってみなさんはどうお感じになりますか？　視覚が半分以上で圧倒的ですよね？　その中でも、表情の占める割合は大きいと言われています。

特に、合コンや婚活パーティといった出会いの場や、就職試験・オーディションなど、人生の岐路に当たるような場面では第一印象が良い人が圧倒的に有利です。いくら性格が良かったり才能に溢れていても、第一印象が良くないと、そこを見てもらえるまで関係性が続かないのです……。

であれば、第一印象を良くするために、影響の大きな表情を良くすれば効率的だと思いませんか？

アメリカの経営コンサルタントのマイケル・ルボーフも、著書の中でこのように述べています。

「人は1度ネガティブな体験をさせられたら、それを埋め合わせるにはポジティブな体験が8回必要」

初対面で悪印象を与えてしまうと、それを挽回するには相当な努力が必要です。何回も会ううちに気心がしれて、少しずつ印象が変わることももちろんありますが、それよりは第一印象を良くしてそこからより良い人間関係を作っていくほうが遥かに得策です。

さらに、日産自動車取締役会長のカルロス・ゴーンは、以下のように述べています。

「スピーチ（話の内容）は3日もたてば90％は忘れてしまう。聞き手が覚えているのは話している人の能力や迫力、雰囲気などだ！」

これを聞いた時は衝撃でした。私も人前で話す機会があるのですが、あれも伝えたい、これも伝えたいと内容を練りに練って、資料もバッチリ用意したプレゼンが相手に響いてないな〜と感じることがあり、そういうことかと。
これを知って以降、人前で話す時は、鏡の前で練習して自分がどう見えているか、余裕があれば動画も撮って自分が人に与えている印象を確認してから臨むようになりました。

ところで、欧米の方は素敵なスマイルの方が多いなぁと感じたことはありませんか？　たとえば、エレベーターで欧米の方と乗り合わせた時、彼らは必ずと言っていいほど、こちらの目を見てニコッと微笑んでくれますよね。さらには、一声かけて先に通してくれたり。

反対に日本では、無言で真顔でギューギュー詰め。我先にと降りる様子も目に付きます。

実は、日本人と欧米人では歴史的にスマイル観が違うのです。

日本人は農耕民族で、基本的に「周りにいるのは知っている人」という前提があったので、初対面で笑顔を見せるという習慣があまりありませんでした。もちろん今は変わって来ていますが、昔は「女の子が歯を見せて笑うのははしたない」、「男の子はヘラヘラしない」と言われたり、「武士は3年片頬（武士は3年に1度片頬で笑えば十分)」という言葉もあるくらいでした。

それに比べて、欧米人は狩猟民族なので、「周りにいるのは知らない人」という前提があります。なので、自分は敵ではないということを知らせるために、初対面でアイコンタクトをして笑顔を見せるのが当然と教えられてきました。

「笑いは副作用のない最良の薬」

という西洋の言葉もあるように、欧米ではスマイルを肯定する歴史があったわけですね。それが外交でも他国の人に初めて会う時のノウハウとなっています。日本の政治家は外交が苦手と言われる理由の1つがここにあるのかもしれません。

作り笑いが本当の笑顔に！　スマイルエステの原理

スマイルエステには特徴的な原理があります。

普通は、脳が楽しいと感じると、脳から表情筋に指令が行き口角がアップして笑顔になりますよね。

この逆に、なんでもない時に口角をアップさせてみてください。しばらくアップさせていると、何となく楽しい気分になってきませんか？

実は、口角を意識的にアップさせると、その情報が脳にフィードバックされ、脳が楽しいと感じるようになります。そうすると、再度脳から表情筋にフィードバックされ、意識的にした作り笑いが本当のスマイルへと変化するのです！

なぜ、このような原理になるかと言いますと、皮膚と脳は外胚葉という同じ組織からできているからです。笑うと、口角をキュッと引き上げる大頬骨筋などの筋肉が収縮し、その情報は即座に脳に伝えられます。

この筋肉は「楽しい」という感情とセットで認識されているので、たとえ作り笑いでも脳は笑っていると勘違いして、笑いに応じた感情を引き起こすのです。

その証拠に、作り笑いをしながら、本気で「バカヤロー！」とは言えないはずです。これは脳の形状記憶作用を利用した原理です。

このように脳をうまくだますということは、心もだますことにつながります。これは、心と身体を分離して、心の状態にとらわれずスマイルできる方法です。

私は口角を「ポジティブスイッチ」と呼んでいます。

ポジティブスイッチを入れることで、最初は作り笑いであっても、心のスイッチも変わるのです。

もし、あなたがネガティブな感情（怒り・恐れ・悲しみ・不平・不満）に捉われた時は、是非ともポジティブスイッチをＯＮにし、ポジティブな感情（前向き・積極的・楽観的・肯定的）へと変えてみましょう。

この原理は実は対人関係にも有効です。

好きな相手であれば自然とスマイルになりますが、嫌いな相手にはしかめっ面になります。これを、嫌いな相手、苦手な相手にもスマイルを意識的に作ることで、好きの感情（心）にフィードバックさせることができるのです。

そうすれば、相手に対して本当に好感を抱くようになり、思いやりの気持ちで接することができるようになるのです。

作り笑いが本当の笑顔に。この素晴らしい効果をぜひ活用してください。

スマイルエステがもたらす4つの効用

そのほかにも、スマイルエステには大きく４つの効用があります。

・健康の改善（免疫力ＵＰ）
・美容の改善（しわやたるみの改善・予防）
・メンタルの改善（うつ病対策等）
・人間関係の改善（人に好かれる・モテる）

最近では様々な分野で笑顔の効用が認められるようになり、お笑いを見せることで免疫力をアップし病気の改善を図ったり、良好な人間関係を築くために笑顔をトレーニングプログラムに組み込んでいるマナー教室もあるくらいです。海外の著名人の中には、専属のスマイルトレーナーがいる方も！

それはさすがに難しいと思うので、みなさんが自分自身の専属スマイルトレーナーになり、スマイルエステを実行してもらえたらと思います。

真顔の影響力の怖さ

ここで1つ大切な注意があります。

それは、自分で思っていることと、相手が感じることは違うという前提です。自分では口角をしっかり上げて100%の笑顔のつもりでも、実は他人からは自分が思っている半分位、50%程度の笑顔にしか捉えられていません。

逆に真顔は、自分では何も考えていない普通の顔のつもりが、口角が下がっていて機嫌が悪い（2倍悪印象）に捉えられてしまいます。

私たちの1日の中の表情を分析すると、80%が真顔、笑顔10%、怒りと悲しみが10%の表情の割合になっているそうです。ということは、80%の真顔の時間は自分で思っているより2倍悪印象な仏頂面をしていることになってしまいます。

ですから、真顔が好印象になるよう、常に口角を10度アップさせた状態にすると、いつも穏やかな笑顔の人という印象になり好感度を一気に上昇させることができるのです！

仏教に「和顔施」という言葉があります。顔は人のための物であり、人と接するときには常に笑顔でいると人の心が和むという教えです。
私たちもそのような心で人と接したいものですね。

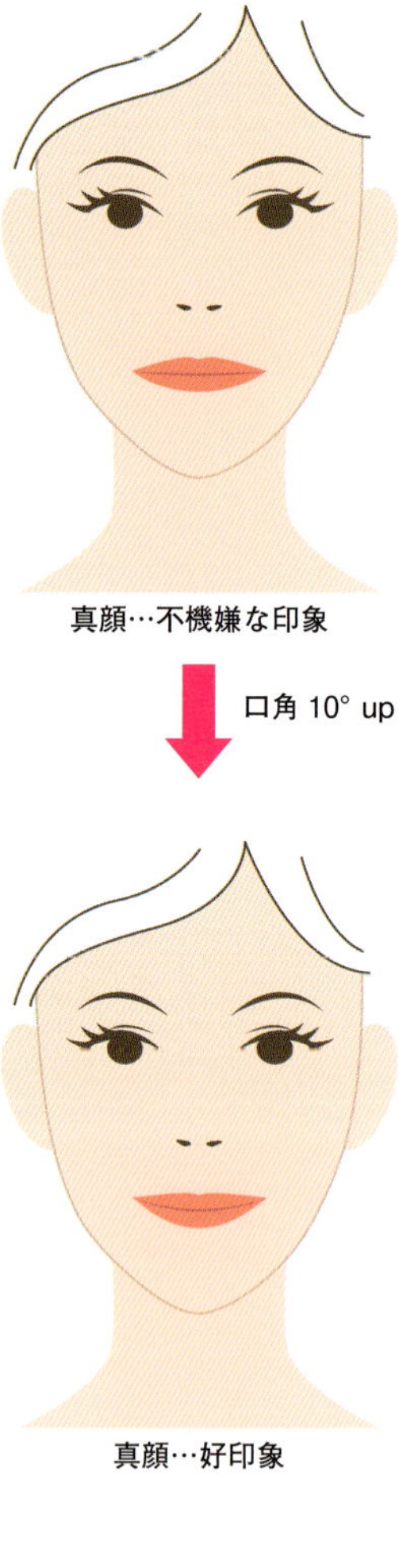

理想的な笑顔とは？　スマイル黄金律

美しい笑顔には次の3つの黄金律があります。

①シンメトリー（左右対称）な笑顔であること。
②目と口が連動した笑顔であること（目が笑っていないと逆に怖い印象になることも）。
③笑うと顔に2つの逆三角形ができること（両頬と鼻、口とあご）。

引き締まってたるみのない若い顔では、笑った時に一番高い両頬から鼻にかけてと口元から顎にかけて下に向かうほど細くなる「逆三角形」が2つ生まれます。逆に重力に負けて肌にたるみやしわができてくると、顔の下半分が大きく見えるようになり、若い頃の逆三角形が反転して、2個の「三角形」が出現し、老け顔に見えてきてしまうのです。老け顔を予防し、この3つの黄金律を兼ね備えた若々

加齢による3角形の逆転

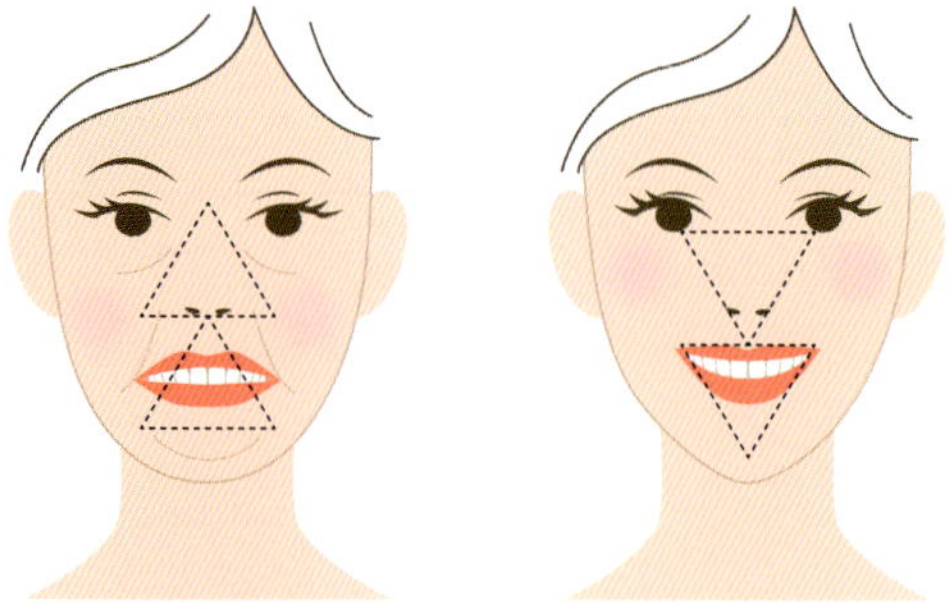

老け顔には
2つの「三角形」

若い顔には
2つの「逆三角形」

【美しい笑顔】
シンメトリー（左右対称）
目と口が連動したスマイル
笑うと顔に2つの逆三角形ができる

しく美しい笑顔を作るために、ぜひ「スマイルエステ」を実行していただければと思います。

エステの前にあなたのスマイル好感度をチェック

さて、いよいよスマイルエステのトレーニングに入ろうと思いますが、まずその前にあなたの現状のスマイル好感度をチェックしてみましょう。

鏡の前か、できれば自撮りで意識せず普通に笑ったところを撮ってみてください。そして次の項目をチェックして合計点を出してみましょう。

①口角が左右均等に上がっている（10度＝10点、20度＝20点、30度＝30点）
②目が笑っている（かまぼこ型）（10点）
③歯が出ている（6本＝10点、8本＝20点）
④眉間にしわがない（10点）
⑤アイコンタクトができている（10点）
⑥眉毛が平行気味で左右均等に整っている（10点）
⑦頬の位置が高く盛り上がっている（10点）

①口角	点
②目	点
③歯	点
④眉間	点
⑤アイコンタクト	点
⑥眉毛	点
⑦頬の位置	点
合　計	点

100点であればパーフェクト。80点以上なら好感スマイル、50点以下の方は笑っているつもりでも相手にはそうとらえられていない可能性があります。点数が低かった項目は、後に紹介するエステを重点的に行って鍛えていくと良いでしょう。

「目」は優しさを表現します。笑った時にトロンと目尻が下がると優しい印象になりますし、しわであっても目尻の笑いじわは好感度が高いですよね。

若い方ですと、メイクで涙袋を演出するのも好感度が高いですが、ある程度年齢を重ねると涙袋のつもりがたるみに見えてしまうこともあるので注意が必要です。

「口元」は意志を表現します。笑った時に口角がキュッと上がったり、真顔の時でも口を閉じて口角をアップさせていると、しっかりしたできる人、上品できちんとした人という印象を与えられます。逆に口元に締まりがないと、だらしないと思われたり意志の弱い不安定な印象を与えてしまいます。

そして「歯」は華やかさを表します。特に白くてきれいな歯並びの歯は、パールのネックレス同様、絶大なレフ板効果を生み出します。矯正や審美歯科で整えた美しい歯ならなおさらのこと、8本以上見せることを意識して笑うと良いでしょう。

白い歯は最高のアクセサリーなのです！

スマイルエステ（表情筋トレーニング）で素敵な笑顔に！

それではいよいよスマイルエステの方法をご紹介していきたいと思います。

ポイントは、表情筋の形を意識して行うこと。

最初のうちは、必ず鏡の前で動きをチェックしながら行いましょう。スマイルに関係する表情筋は、主に7種類あります。それぞれの表情筋を鍛えるエステを用意してますので、イラストを参考にしながら行ってください。

中でもスマイルに一番関係するのは「大頬骨筋」。時間がない時は、この運動だけでも行ってくださいね。

最初は思い通りに動かなくて愕然とする方もいるかもしれません。でも、身体の筋トレと同じで、続けていれば必ず動くようになってきます。1つの運動を片側につき10回行うのが基本ですが、鏡を見て片側が上がりにくい場合は、そちら側を＋5回行うようにしてください。

そして、何でもそうだと思いますが、最初は準備運動から行いましょう。

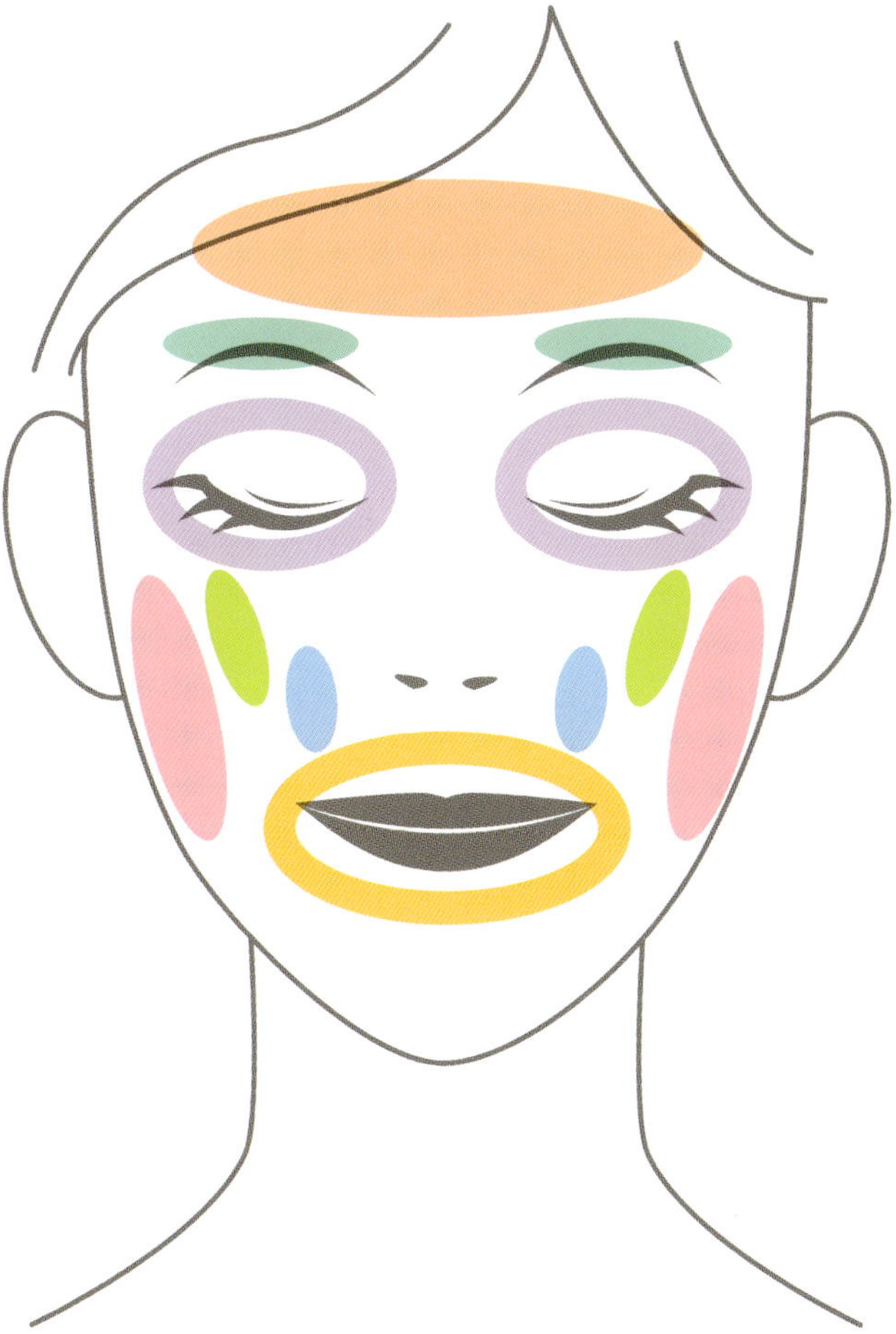

■準備運動　顔の筋力を目覚めさせる！　舌&目の回転エステ

①唇を軽く閉じ、舌を口の中で外方向に突き出しながら、ゆっくり唇の内側を舌でなぞるように3回転させる（この時、唇は開かないように。舌の力で、口の周りの皮膚と筋肉を内側からしっかり伸ばしてストレッチさせる）。

②反対回りも同様に。

③今度は、舌と一緒に目も回転させる。同じ方向に3回転。目の周りの筋肉（眼輪筋）が動いている感じを意識する。

④反対側も同様に。

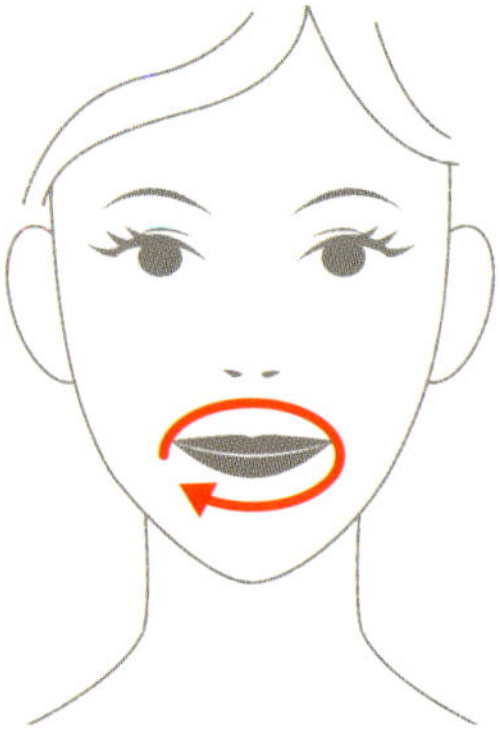

＊ポイント……ゆっくり行うこと。1回転10秒が目安です。

＊この運動には、唾液分泌を促して、虫歯、口臭予防効果も！　デートの前や、緊張して口が乾いてきてしまった、なんて時にもおすすめです。

・ほうれい線（鼻の脇から口元へ至るシワ）をとる
・左右の顔のゆがみを矯正する

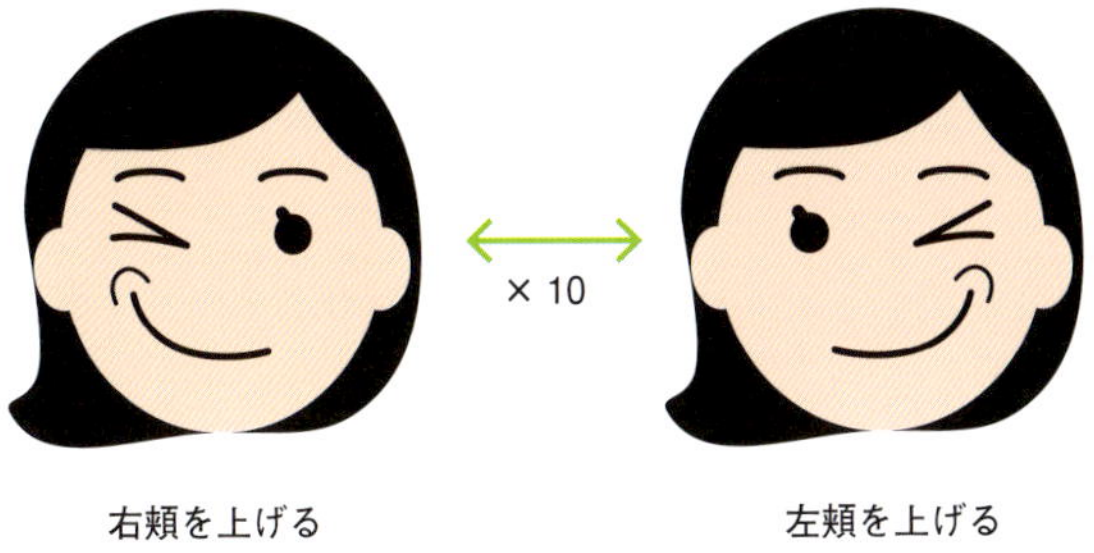

【1】大頬骨筋エステ

スマイルの基本となる筋肉を鍛えるエステです。

歯を見せる美しいスマイルを作るとともに、ほうれい線の解消・予防も可能です。また、左右の上がり具合に差がある場合は、上がりにくいほうを重点的に鍛えることで左右均等なスマイルに近づけます。

①右頬を思いっきり、真上に引っ張られる気持ちで3秒間引き上げる。
②戻す……①②を10回
③左頬も同様に……10回
④左右同時に……10回
＊口の力を抜いて思いっきり引き上げるのがポイントです。

・頬の位置を高くする

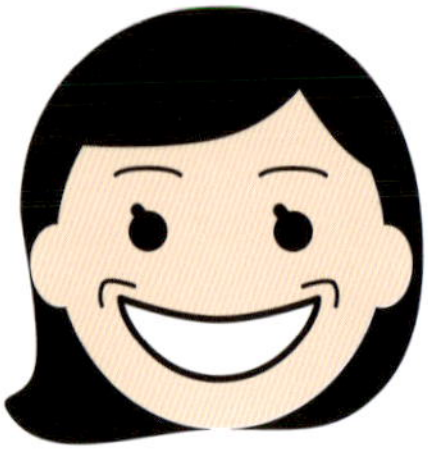

【2】小頬骨筋エステ

こちらもスマイルの基本となる筋肉で、頬の位置を高くし若々しく明るいスマイル印象を作ります。

①口を横に大きく開けて力を抜く。
②そのままの状態で両頬を上げて3秒キープ。
③戻す……②③を10回繰り返す。
＊口の力を抜いて小頬骨筋の動きを意識してください。
＊頬の位置に人差し指を当てながら行うと分かり易いですよ。

・口角を上げる

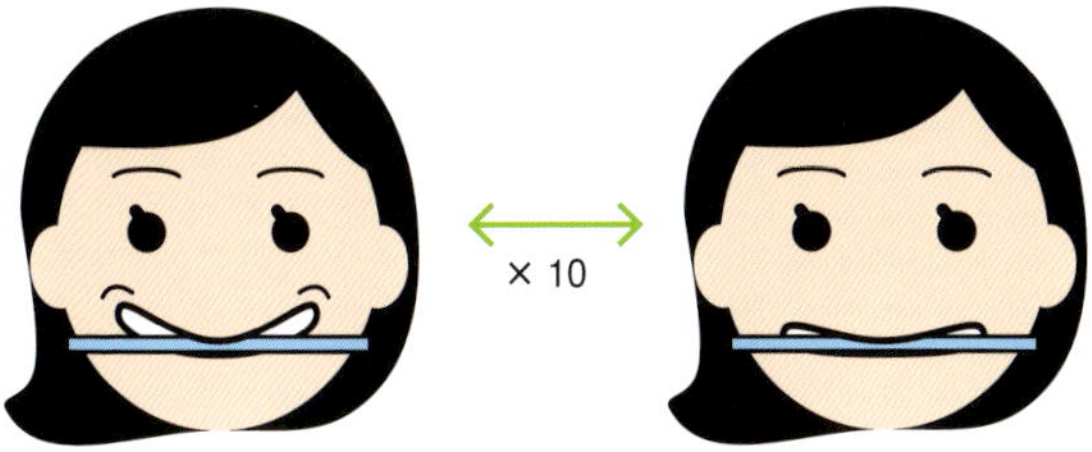

口角を上げる
ペン、箸などを犬歯の内側に軽くくわえる

【3】口角挙筋エステ

口角を上げるエステです。

①割り箸やペン等を犬歯の位置で水平にくわえる。

②くわえている物より上に口角を上げて3秒キープ。

③戻す……②③を10回

＊口角をくわえている物より常に上の位置にするのがポイント。

・唇の形を整え、口元のシワを取る

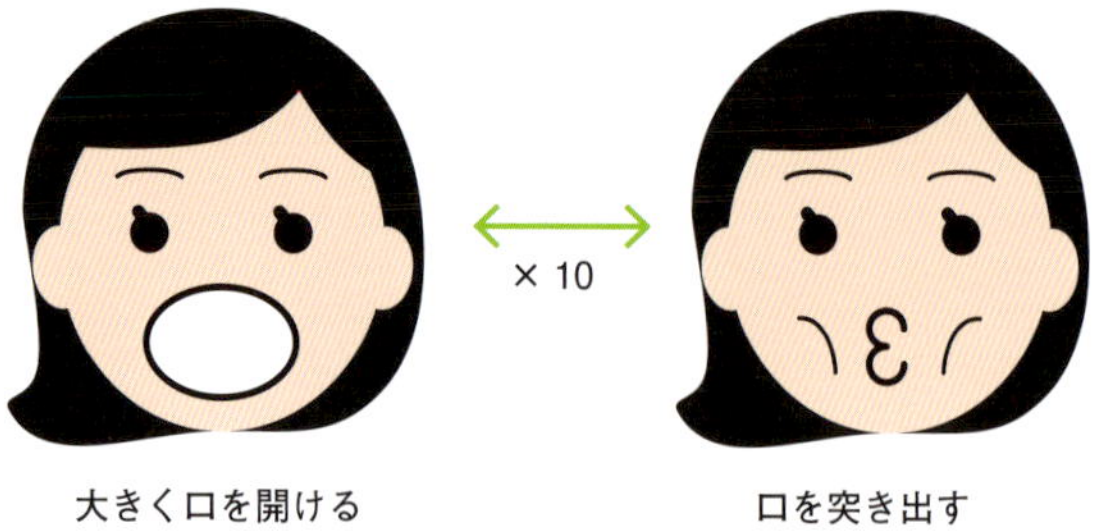

【4】口輪筋エステ

唇の形を整え、口元のシワを取るエステです。

①ウーッと思いっきり口をすぼませ突き出す（タコの口のイメージ）……3秒
②ワーッと思いっきり口を開く……3秒
③①②を繰り返す……10回
＊恥ずかしがらず思いっきりするのがポイント

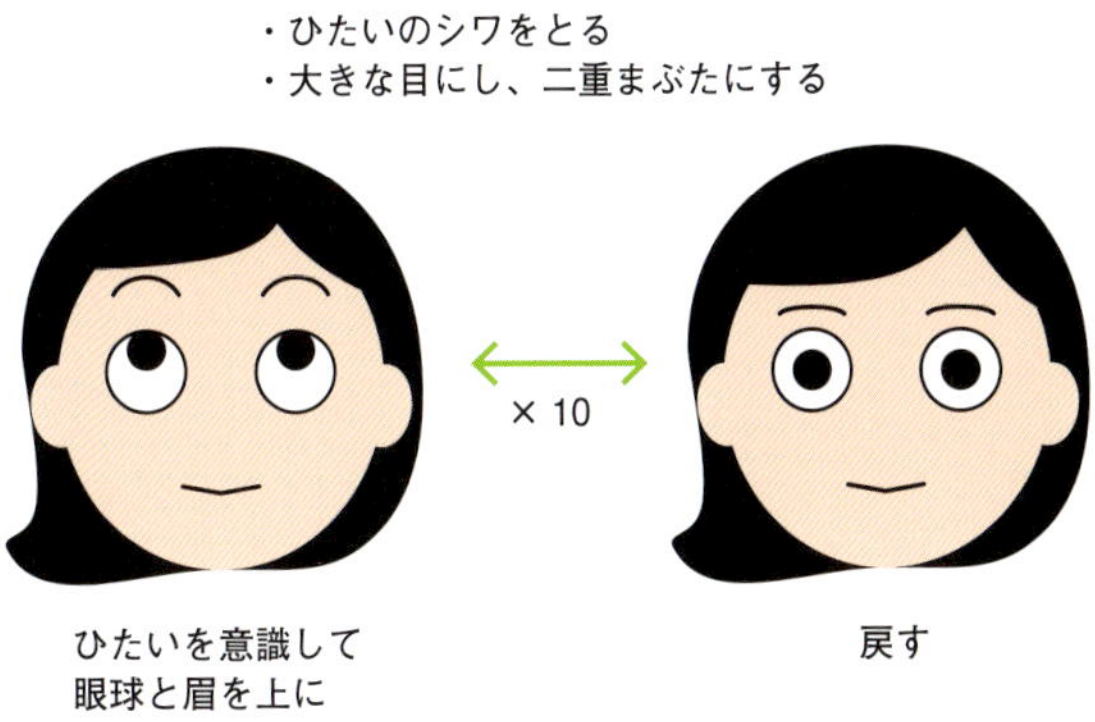
・ひたいのシワをとる
・大きな目にし、二重まぶたにする
× 10
ひたいを意識して
眼球と眉を上に
戻す

【5】前頭筋エステ

ひたいのシワを取る・予防します。

目をぱっちり大きくします。

①ひたいを意識して、目と眉を上に引き上げ、3秒キープ。

②戻す。

③①②を繰り返す……10回

＊顔は正面を向きながら、眉と目は真上を見る位の意識で行うのがポイントです。

・眉間のシワを取る

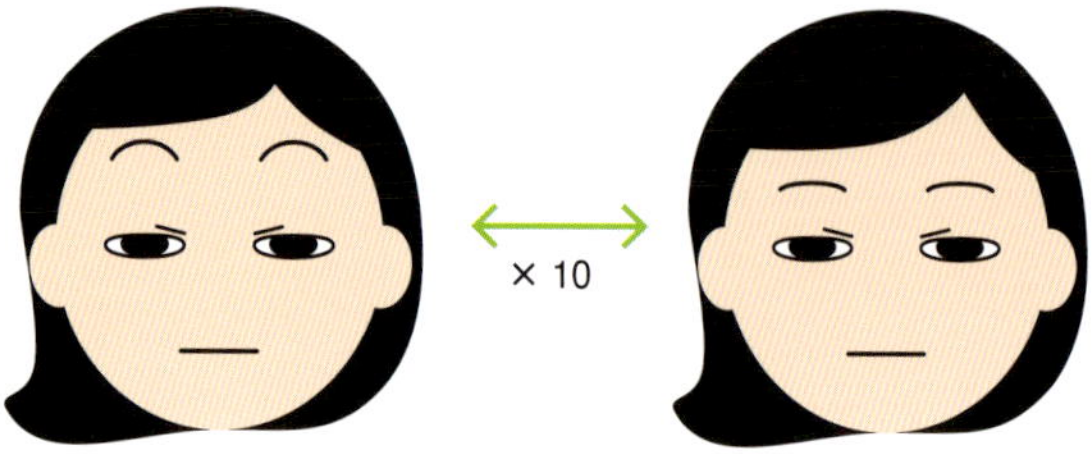

【6】皺眉筋エステ

眉間のシワを取り、優しく穏やかな印象に。
①目を細める。
②そのまま眉間を伸ばして3秒キープ。
③戻す。
④②③を10回繰り返す。
＊ずっと目は細めたまま行うのがポイント。
＊眉間が明るい人は幸せになると言われています。

・まぶたのたるみを取る

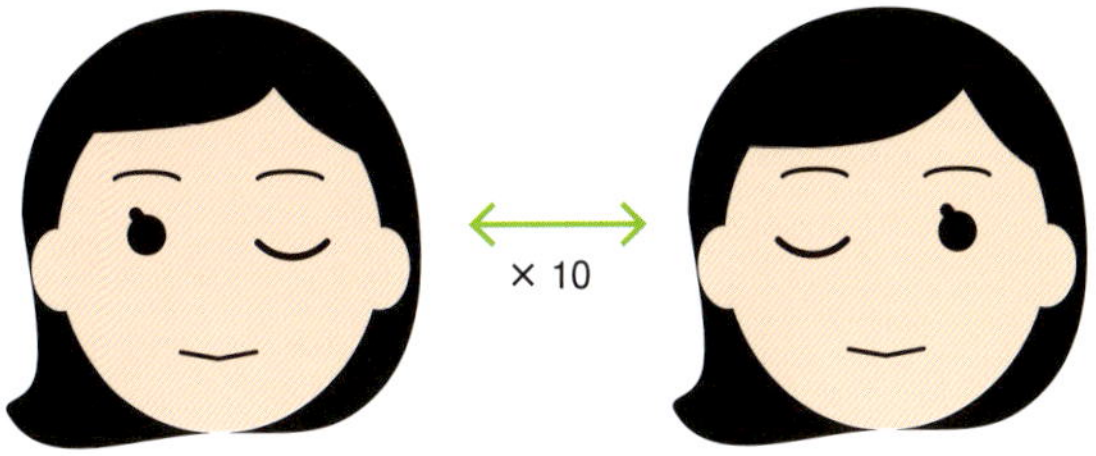

【7】眼輪筋エステ

まぶたのたるみを取り、予防してくれます。
①右目でウィンク3秒キープ。
②左目でウィンク3秒キープ。
③①②を10回繰り返す。
＊最初はまぶたが痙攣したようになるかもしれません。だんだん慣れてきますので根気よく続けるのがポイントです。

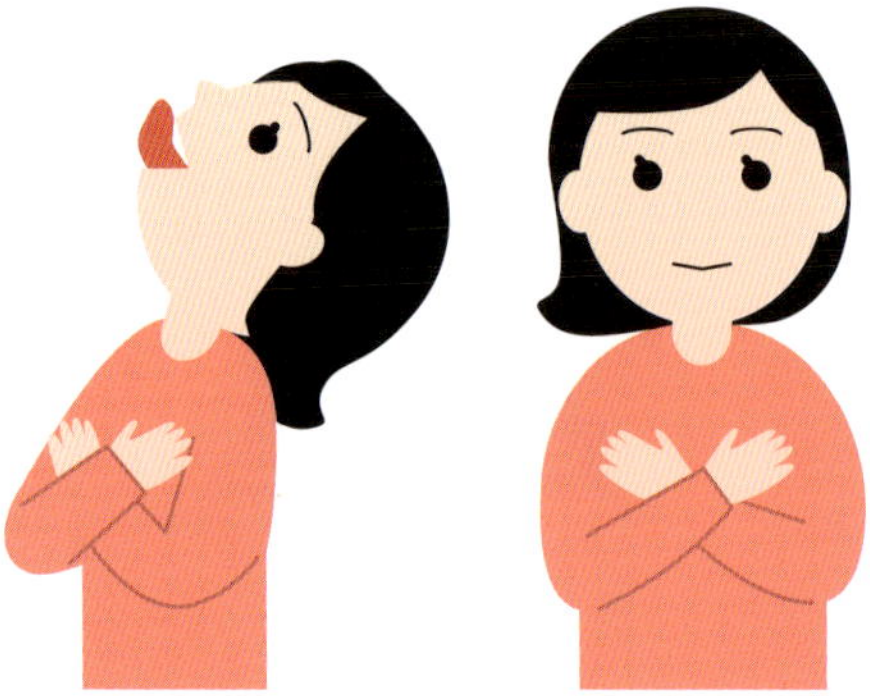

【8】二重あごと首のシワに効く！　舌スイングエステ

最後に、老け顔を予防する、私がお気に入りのとっておきのエステをご紹介します。二重あご・首のシワに効果抜群！　あごのラインがシャープだといつまでも若々しい印象に。また、首の筋肉は胸元までつながっているので、ついでにバストアップ効果まで狙えるのです。

ぜひスマイルエステの締めくくりの習慣にしてください。

①顔を正面に向け、両手を胸の前でクロスする。

②首を後ろに反らせて真上を向き、舌を真上に思いっきり突き出す。

③そのまま舌を左右に2秒毎の間隔で10回

往復させる。

*同じテンポでリズミカルに行うのがポイントです。

*同時に目も動かすと一石二鳥でしょう。

幸せは顔で決まる！

これまでご紹介したスマイルエステは、できるだけ毎日続けて習慣にしてしまいましょう。人は21日間続けられれば習慣になると言われています。

まずは、3週間頑張ってみてください。そして、慣れてきたら鏡を見なくても、例えばトイレやお風呂なんかでも可能です。私は時々マスクの下で行っていたりもしますよ。そして、これは私の持論ですが、

「幸せは顔で決まる！」

と思っています。幸せだから幸せそうな顔になる、不幸だから不幸そうな顔になるのではなく、幸せそうな顔（表情）の人が幸せになり、不幸そうな顔（表情）の人が不幸になるのではないかと思います。

つまりは、幸せな人生は自分の表情で作れるのです！

スマイルエステで素敵な笑顔を手に入れて真顔の時も口角10度アップを忘れずに。それだけでハッピーライフはあなたのもの。是非、実践してみてください。

一生、自分の歯を守る最先端予防法

次に、現在、最先端と言われている歯のトラブルの予防法をお知らせします。

通常、歯を虫歯や歯周病菌から守るには定期的な検診や歯磨きの励行、早期発見による治療が一般的ですが、それよりももっと効果的な予防法が発見されています。ここではそれについて触れておきます。

「はじめに」の中でも述べたように、歯科医院は本来、悪くなった箇所を治すために行く場所ではなく、予防のために行く場所であるべきだと私は考えています。また、虫歯や歯周病の予防というのは、患者さんにとっても最も大切なことのひとつと言えるでしょう。

まず現在の治療法、予防法だと、どれくらいの歯が年齢によって失われるかを確認しておきましょう。

次のページに示したグラフをご覧ください。定期的なメンテナンスを受けた人と歯磨き指導だけを受けた人、症状のあるときだけ受診した人では、どれくらい、将来残る歯の数が違うかを示したものです。

一生の歯の数

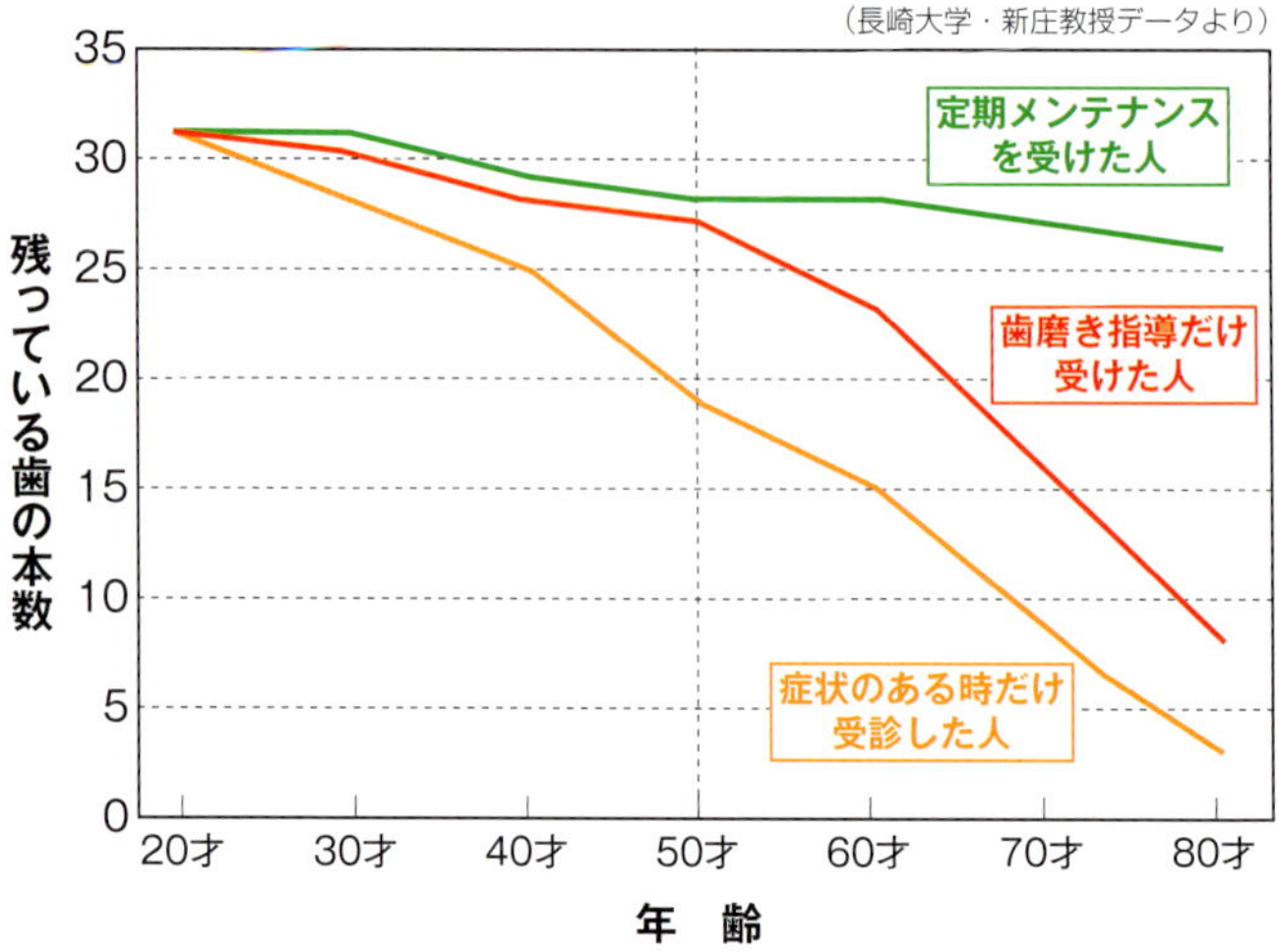

これだけでも、日頃のメンテナンスがいかに大事かがおわかりいただけると思いますが、ただメンテナンスに行くよりもはるかに効果的な予防法が見つかっています。それが、「バクテリアセラピー」です。

これは、スウェーデンのカロリンスカ大学が中心となって開発した予防医療技術で、バイオガイア社が取り扱う乳酸菌「L・ロイテリ菌」が口内菌を管理し、腸内フローラにまで作用するため全身の疾患の治療補完や予防につながるといったものです。

乳酸菌が健康に良いのはみなさんもよくご存知だと思いますが、日本では残念ながら、虫歯菌や歯周病菌に効果的な乳酸菌があることはあまり知られていませんでした。しかし、予防医学の先進国スウェーデンではすでに活用されています。

このヒト由来の乳酸菌こそ、先ほどご紹介したL・ロイテリ菌で、人の口腔を通って、安心・安全に歯周病、疾患、赤ちゃんの夜泣きの予防・抑制につなげます。その中で歯周病ケアに特化している商品が、「プロデンティス」です。

L・ロイテリ菌は世界63か国の医療機関で導入されており、画期的な効果がすでに証明されています。

その革新的な予防効果を簡単にご紹介しましょう。

■歯肉炎、歯周病の原因菌を減少させます。歯科医院での専門的なケアと組み合わせるとより効果的です。妊婦の歯周病ケアにも使えます。

■虫歯の原因菌（ミュータンス菌）を減らします。２週間連続摂取で虫歯菌が減少。

■アレルギー症状が軽減されます。

■口臭を抑えます。１週間程度の摂取で、起床時のネバネバ感が減少したという人もいます。

■便秘の改善。

また、ミュータンス菌の感染を防ぐために、親子で使うのが効果的です。腸内環境も整えるので美肌効果も期待できます。

１日1~2回、ガムまたはタブレットを食べるだけです。赤ちゃんには「チャイルドヘルス」というリキッドを5滴。それだけでミュータンス菌の感染を防ぎます。

１３１ページに日本で販売されている商品の写真を掲載しています。発売元はバイオガイアジャパン株式会社です。お問い合わせ先は以下のＵＲＬです。

バイオガイアジャパン株式会社　http://www.biogaia.jp

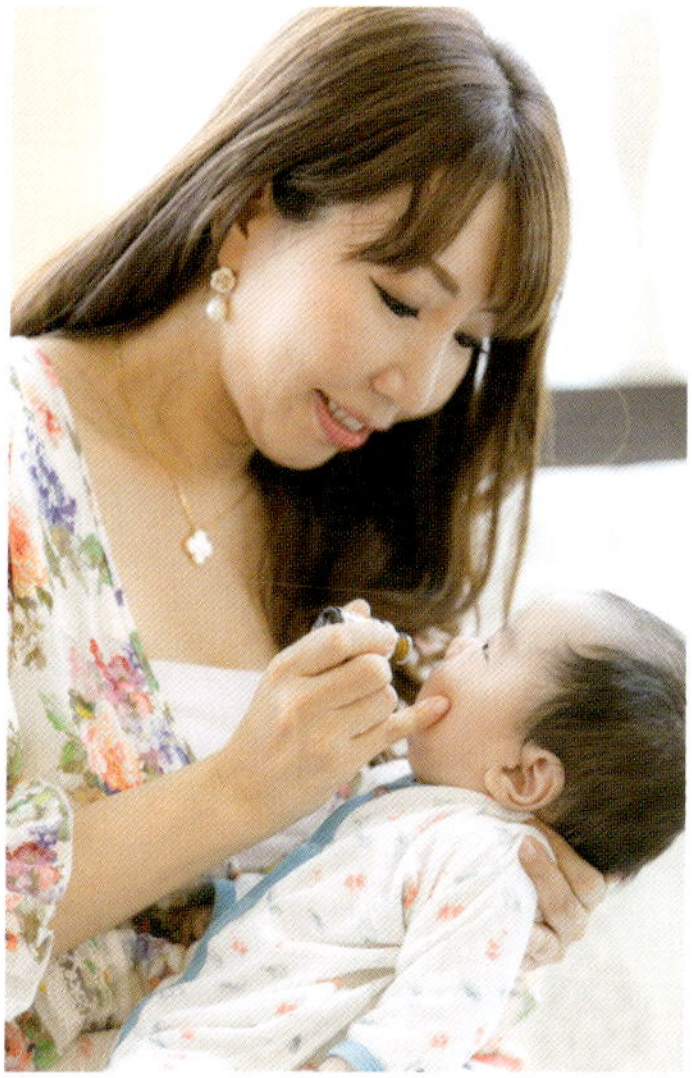

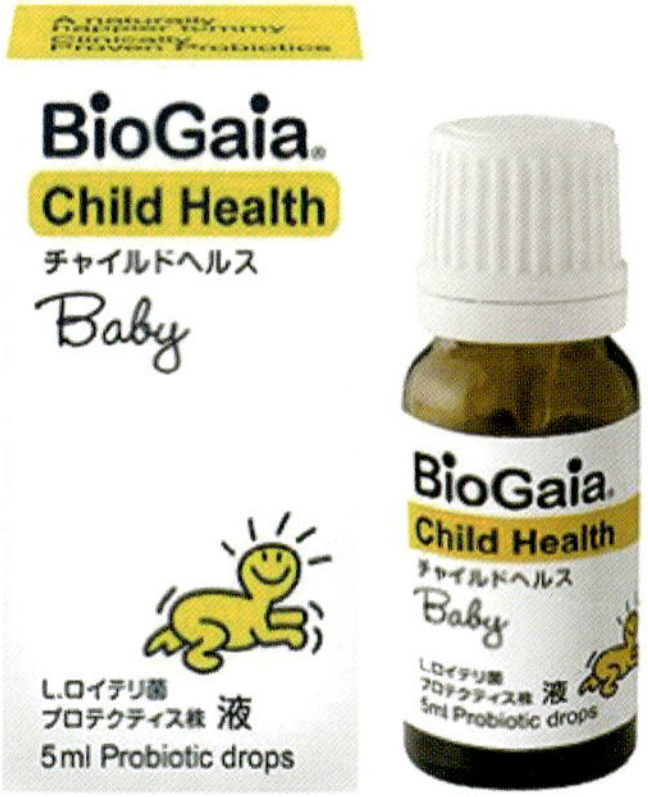

チャイルドヘルス

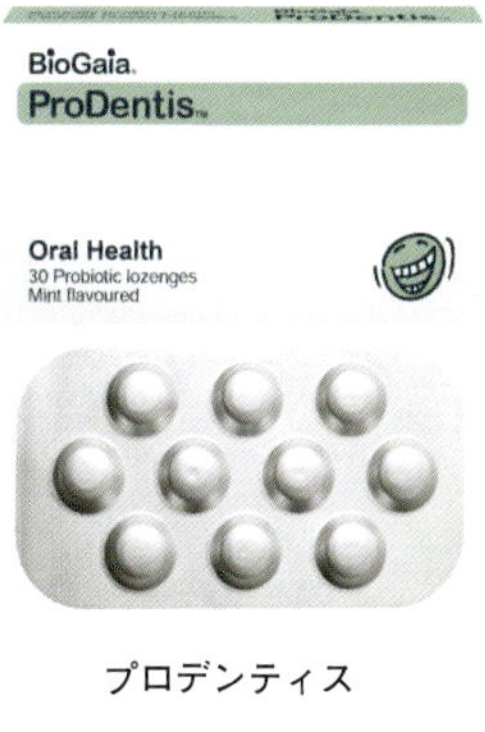

プロデンティス

亡くなるまで1本の歯も無くさないプログラムができた！

まだ一般的には普及していないものの、将来にわたって、これからの最先端歯科医療の目玉になると思われるプログラムがあります。この本の締めくくりに当たって、それをご紹介したいと思います。

それは「高度先端予防プログラム〝Reset〟（リセット）」と呼ばれるもので、10年ごとに口の中にある菌を調べて特定し、それを抗生物質を使って除菌していくというものです。口の中に存在するいろいろな菌を、すべて特定して除菌するので〝Reset（リセット）〟という名前がついています。

つまり、10年ごとに口の中の悪玉菌をすべて除菌して、口の状態をリセットするわけですね。これを繰り返すことで、口腔内の菌を常に善玉菌だけにしておくことができます。当然、歯を失うリスクは軽減されます。

これは私のクリニックでも2016年の春に導入されたばかりで、まだ実際のデータは取られていませんが、その効果を予想したグラフがありますので、次のページに掲載しておきます。

「高度先端予防プログラム“Reset”」

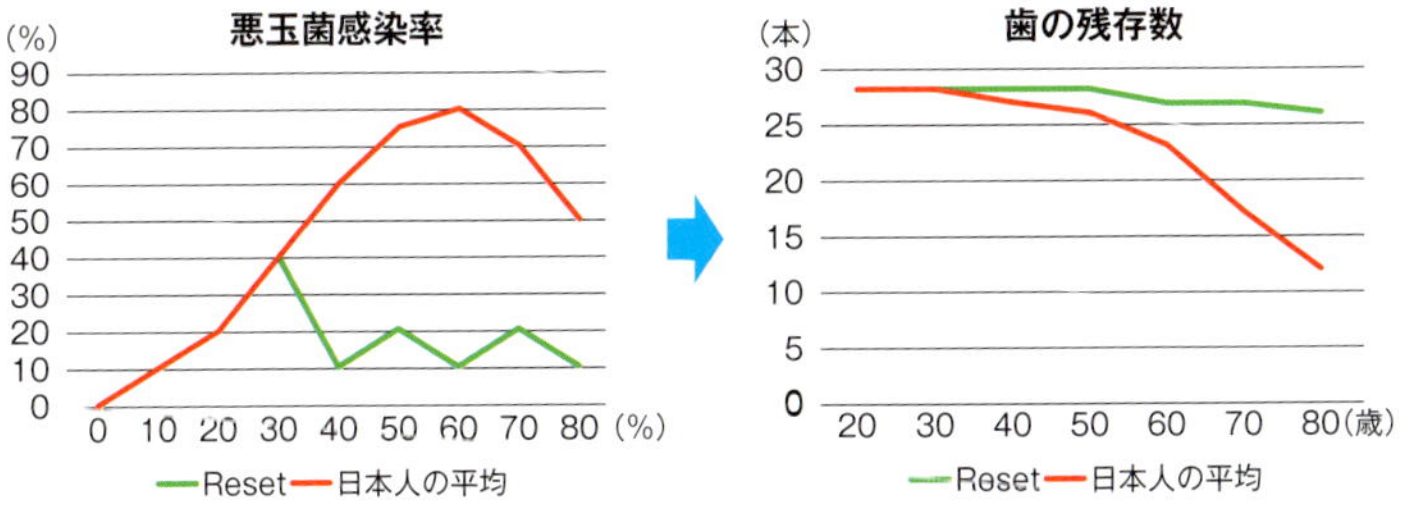

現在の予想では、歯の残存数は80歳になっても25本以上、つまりほとんど歯を失わずにすむと考えられています。

一般に普及するまでには時間がかかるかもしれませんが、これからの歯科医療は、虫歯や歯周病を治療する段階から、だんだんと歯を失わない、病気にならない予防をすることへと力点が移っていくと思います。

それまではこの本でご紹介した審美歯科の治療法や最先端の予防法を実行してきれいな歯や笑顔を保ってほしいと願っています。

園延昌志　（そのべ・まさし）

医療法人社団SDCオーラルビューティークリニック白金理事長。新潟大学歯学部卒業。東京医科歯科大学臨床研修医を経て、歯周病・インプラント・審美歯科の国内トップレベルの医院にて研鑽を積む。2006年、オーラルビューティークリニック白金開院。同業者も認める技術を持ち、口元、特にガミースマイルに悩む方が全国より多数来院。“笑顔が変われば人生が変わる！”という実体験を多くの人々に提供している。

園延妙子　（そのべ・たえこ）

長崎大学歯学部卒業。東京医科歯科大学専攻生修了。医療法人社団SDCオーラルビューティークリニック白金副院長、白金こどものはいしゃさん院長。審美歯科・マウスピース矯正を担当し、高い美意識と優しい人柄で多くの人々の支持を得る。口元を更に魅力的にする「スマイルエステ」を提唱。また、幼少期からの予防で生涯虫歯0・歯周病0を目指す啓蒙活動にも力を注いでいる。

ガミースマイル専門サイト
http://gummysmile.jp/

ガミースマイル症例（インスタグラム）
smile.designer_tokyo

クリニック情報
オーラルビューティークリニック白金

〒108-0072
東京都港区白金1-14-4
コートモデリア白金B1F
Tel 0120-730-118
Web http://platinum-dental.jp/

パーフェクト・スマイル　審美歯科《しんびしか》

2017年5月9日　発行

著者　園延昌志・園延妙子
発行人　佐久間憲一
発行所　株式会社牧野出版
〒135－0053
東京都江東区辰巳1-4-11　STビル辰巳別館5F
電話 03-6457-0801
ファックス（注文）03-3522-0802
http://www.makinopb.com
印刷・製本　中央精版印刷株式会社

内容に関するお問い合わせ、ご感想は下記のアドレスにお送りください。
dokusha@makinopb.com
乱丁・落丁本は、ご面倒ですが小社宛にお送りください。
送料小社負担でお取り替えいたします。
 ISBN978-4-89500-213-4